Gesund 100 Jahre alt werden

1. Auflage April 2021

Lektorat: Barbara Allgeier
Umschlaggestaltung, Satz und Layout: Stefanie Huber

ISBN: 978-3-86445-820-0

Gerne senden wir Ihnen unser Verlagsverzeichnis
Kopp Verlag
Bertha-Benz-Straße 10
D-72108 Rottenburg
E-Mail: info@kopp-verlag.de
Tel.: (0 74 72) 98 06-10
Fax: (0 74 72) 98 06-11

Unser Buchprogramm finden Sie auch im Internet unter:
www.kopp-verlag.de

Dr. Jörg Conradi

Gesund 100 Jahre alt werden

Die sechs Faktoren für ein langes und gesundes Leben

KOPP VERLAG

Inhaltsverzeichnis

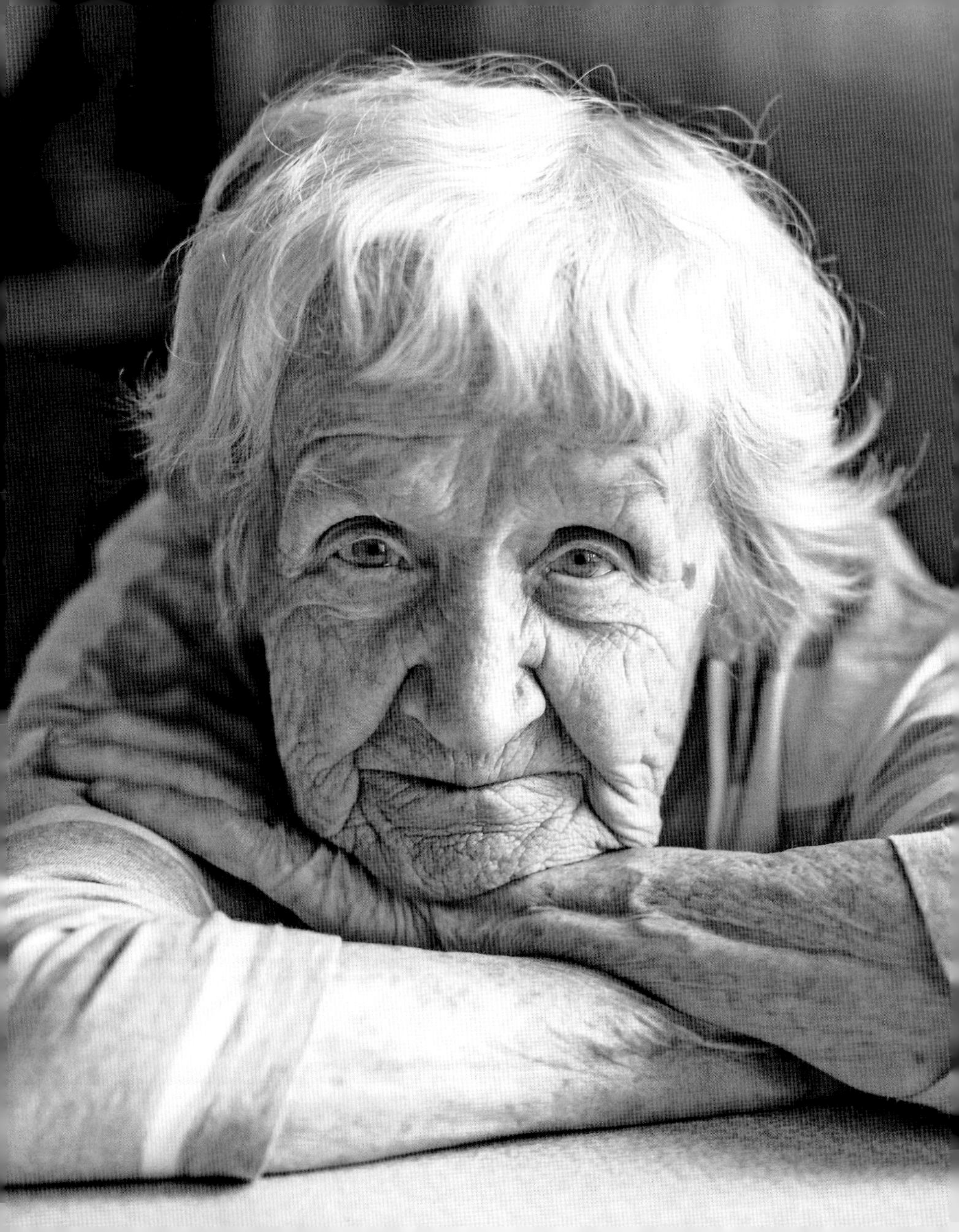

Vorwort:

Ein langes Leben ist auch Glückssache – aber nicht so, wie Sie denken

Frauen kommen auf 83, Männer auf 79 Jahre – die Menschen hierzulande werden immer älter. Doch diese Zahlen repräsentieren nur den Durchschnitt. Denn einige schaffen die 100, während für andere schon bei 65 Jahren Schluss ist. Außerdem wird hohes Alter oft mit Siechtum und Pflegebedürftigkeit bezahlt. Doch woran liegt das? Und was kann man tun, um in den Club der gesunden 100-Jährigen aufgenommen zu werden? Viel Tee trinken und Knoblauch essen und dafür die Finger vom Fleisch lassen? Täglich mindestens 30 Minuten joggen, Hanteln drücken oder sich in Yogahaltungen verbiegen? Heiraten und zusammenbleiben – oder eben nicht heiraten, um gar nicht erst das Risiko von Trennungsschmerzen aufkommen zu lassen?

Dieses Buch wird Ihnen zeigen, welche sechs Faktoren laut aktueller Studienlage tatsächlich zur Lebensverlängerung beitragen. Und dabei werden Sie möglicherweise erkennen, dass der Weg zu einem langen Leben ganz anders verläuft, als Sie ursprünglich vermutet haben.

So ist das Erbgut sicherlich wichtig, doch der Lebensstil spielt die weitaus größere Rolle. Rauchen etwa und auch Übergewicht und Bewegungsmangel verkürzen das Leben. Doch man muss keinen Sport machen, keine Vitamine schlucken und kein Hungerhaken sein, um alt zu werden. Und wer hätte gedacht, dass Diäten das Leben verkürzen und umgekehrt Pescetarier (Vegetarier, die Fisch essen) länger leben als Vegetarier? Und Sex? Der verlängert zwar das Leben der Art *Homo sapiens*, doch nicht das Leben des einzelnen Individuums.

Immer wieder hört man, dass die moderne Medizin zu einem besonders langen Leben beiträgt. Stimmt nicht! In Japan wird man am ältesten – und nirgendwo in der industriellen Wohlstandswelt kommen weniger Ärzte auf einen Menschen als dort! Es kommt vielmehr darauf an, dass man zwar einen guten Arzt hat, ihn aber schlichtweg nicht braucht, weil man selbst weiß, was guttut – und nicht voller Angst irgendwelche angeblichen Gesundheitsrisiken meidet, die von der Medizin vorgebetet werden.

Stress tötet, doch Unterforderung auch. Und Entspannungstechniken sind nicht der Königsweg zum langen Leben. Es kommt vielmehr darauf an, dass man treffsicher die richtigen Herausforderungen für sich erkennt. Und sich vor allem in der Kunst der Gewissenhaftigkeit versteht. Denn Studien zeigen: Nicht optimistische, besonders soziale und weltoffene, sondern selbstdisziplinierte, humorvolle und resiliente, also psychisch stabile Menschen leben am längsten.

Womit wir bei der Kernaussage dieses Buches sind: So richtig alt wird man nicht von allein. Dafür muss man auch etwas tun. Was nicht heißen soll, dass Sie keinen Spaß dabei haben können. Im Gegenteil! Denn es gehört zu den mittlerweile bewiesenen Gesetzen unserer Psyche, dass wir umso mehr Glück und Erfüllung empfinden, je mehr wir aktiv Einfluss auf unser Leben nehmen. Man nennt dies das Prinzip der Selbstwirksamkeit. Ein langes Leben ist eben nicht nur lang – es ist auch ein glückliches Leben.

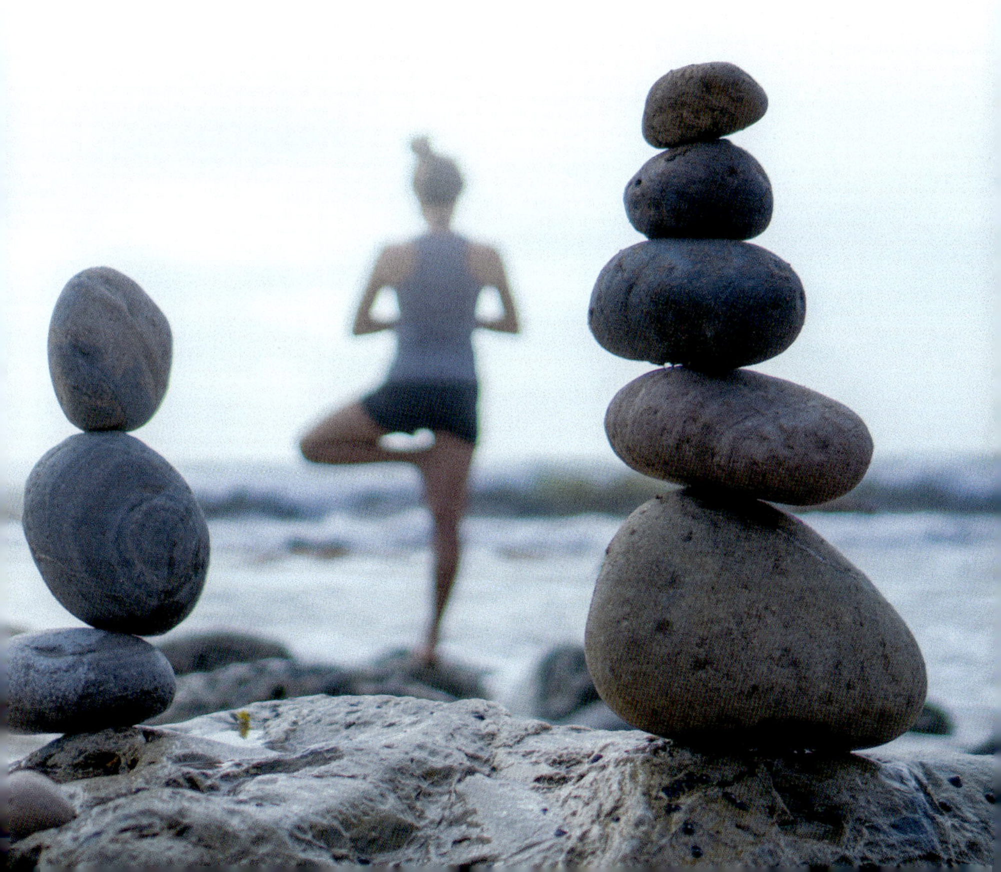

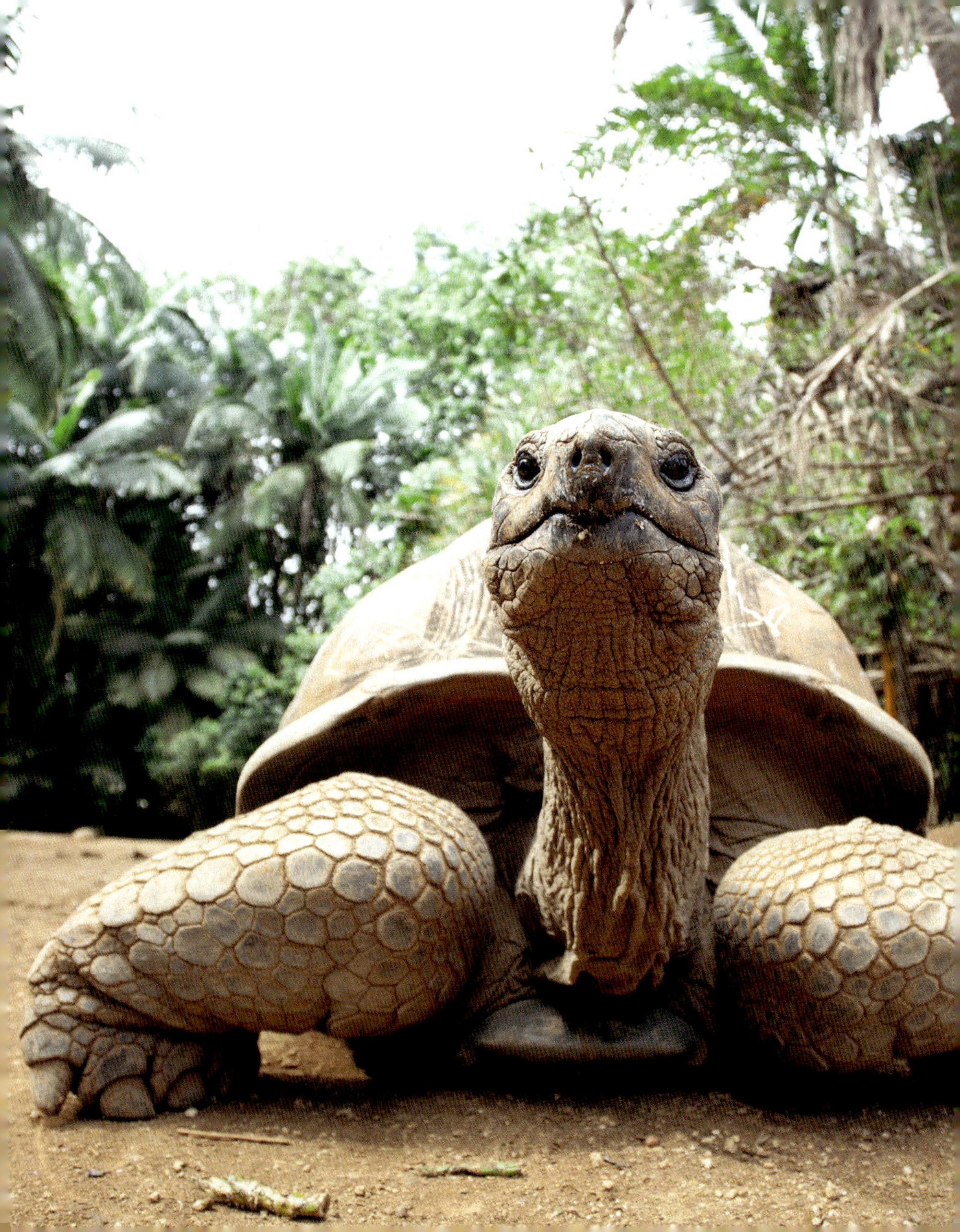

Vom Polarfisch zu Harriet von Galapagos: Welche Tiere leben am längsten?

Es soll weibliche Wesen geben, die sich über einen Blumenstrauß freuen, wenn sie ihn geschenkt bekommen. Sie stellen ihn dann in eine Vase, damit er sich länger hält und sie sich länger an seinem Anblick erfreuen können. Harriet ist da jedoch ganz anders gestrickt. Sie bleibt zwar nicht gleichgültig, wenn man ihr ein paar Hibiskusblüten schenkt, doch sie sucht keine Vase dafür. Vielmehr stopft sie die Blumen samt Grün zwischen ihre massiven Kiefer – und fängt an zu malmen. So, wie sie es schon seit fast zwei Jahrhunderten macht. Denn Harriet ist eine Riesenschildkröte, die noch von Charles Darwin persönlich protegiert wurde. Sie stirbt am 23. Juni 2006, im Alter von 175 Jahren.

Das sind fast zwei Jahrhunderte, in denen nicht nur zwei Weltkriege stattgefunden haben, sondern Harriet auch viel erlebt hat. Aber eben auf ihre Weise, ganz ruhig, in stiller Routine und demütiger Schicksalsergebenheit. Geboren wurde sie 1830, auf den Galapagosinseln vor Ecuador. 5 Jahre später – sie war gerade so groß

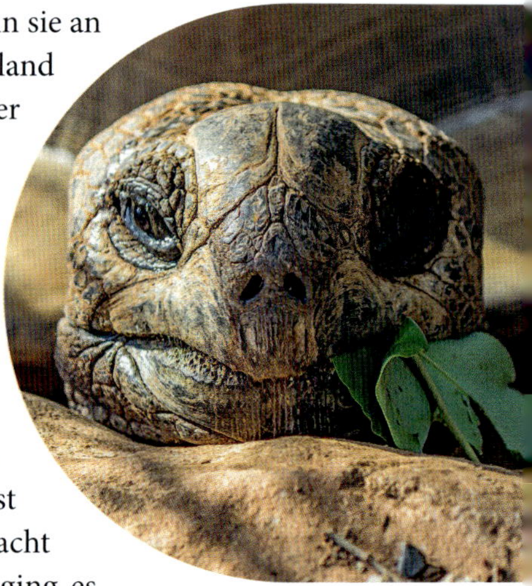

wie ein Teller – nahm Charles Darwin sie an Bord seiner Beagle, um sie nach England zu bringen. Irrtümlicherweise hielt er sie für ein Männchen und taufte sie auf den Namen Harry. Doch das machte dem Reptil weniger zu schaffen als das feuchte und wechselhafte Wetter, das auf den Inseln im Nordwesten Europas herrschte.

Also wurde die Schildkröte im Jahre 1841 abermals verschifft. Ins australische Brisbane, wo sie zunächst im Garten einer Villa untergebracht wurde. Knapp 2 Jahrzehnte später ging es weiter in den botanischen Garten der Stadt, wo man die mittlerweile über einen Zentner schwere Schildkröte unbedingt zur Fortpflanzung animieren wollte. Doch das Problem war, dass man sie immer noch für ein Männchen hielt und ihr ein Weibchen nach dem anderen zuschanzte. Das konnte nicht klappen. Doch während sich die Menschen in ihrer Umgebung ziemlich irritiert darüber zeigten, blieb Harriet so ruhig und gelassen wie immer. Sie fraß weiter ihre Blumen, und als der botanische Garten 1952 geschlossen wurde, ließ sie sich ohne Murren in ein Naturschutzgebiet an Australiens Goldküste umsiedeln. Dort entdeckte ein Zoodirektor aus Hawaii auch endlich die Wahrheit über ihr Geschlecht – und aus Harry wurde kurzerhand Harriet. Die Namensgebung wäre sicherlich schwieriger verlaufen, wenn Darwin sie dereinst auf Dick oder Tom getauft hätte, wie er es mit zwei von Harriets Geschwistern getan hatte.

1988 kam Harriet in den Zoo von Brisbane. Sie avancierte dort zu einer Attraktion, der man zum Geburtstag alle Jahre wieder einen Gemüsekuchen kredenzte. Ihr Pfleger tat alles, damit es ihr gut ging. Er baute ihr beispielsweise eine Höhle, in die sie sich im Falle eines Regenschauers zurückziehen konnte. Doch Harriet lehnte solche Bequemlichkeiten kategorisch ab. Sie stand jeden Morgen zur gleichen Zeit auf und ging jeden Abend zur gleichen Zeit schlafen. Im Freien, ohne Dach über dem Kopf. Sie hatte schon ertragen, dass man sie 130 Jahre lang irrtümlich für einen Mann gehalten hatte. Ein paar Regentropfen würden sie jetzt auch nicht umbringen. Außerdem widerstrebt es jeder Schildkrötenlogik, etwas zu ändern, das mehr als 150 Jahre gut gegangen ist.

Harriet wusste schon ziemlich genau, was zu tun war, um wirklich steinalt zu werden.

Wer alt wird, muss nicht träge sein!

Doch auf den ersten Blick wirkt es natürlich so, als würde ihre Formel fürs Methusalemalter schlicht darin bestehen, in allem etwas langsamer zu sein als der Rest der Welt. Nach dem Muster: »Mach langsam, und du darfst länger leben!« Und ein erster Blick auf die Langlebigkeitsverhältnisse in der Tierwelt scheint das zu bestätigen. So wird die wuselige Spitzmaus mit ihrem Puls von bis zu 1000 Schlägen pro Minute nur selten älter

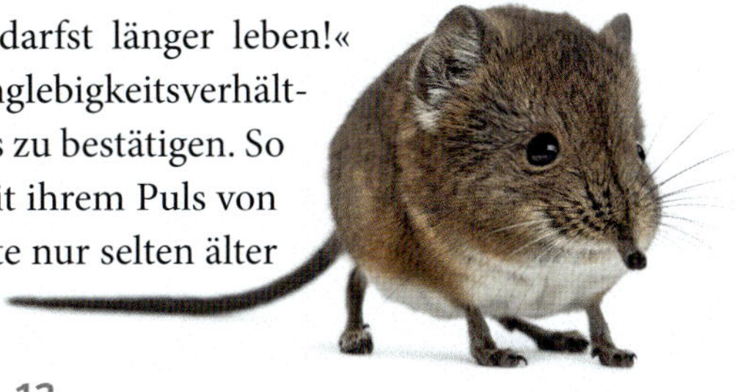

als 1,5 Jahre, während die dicke Harriet mit ihrem überschaubaren Sportprogramm 175 Jahre alt wurde. Und wenn man den Energieumsatz noch weiter herunterdreht, werden endgültig methusalemartige Dimensionen erreicht. So kann der Riesenschwamm *Scolymastra joubini*, der gar kein Herz und einen extrem langsamen Stoffwechsel hat, ein Alter von sage und schreibe 10 000 Jahren erreichen.

Aber es geht auch andersherum. Das Herz der Bernsteinschnecke etwa schlägt bloß 26-mal pro Minute, aber nach höchstens 2 Jahren hört es auch schon wieder damit auf. Das Blut der Krähe hingegen wird mit mehr als 300 Druckwellen pro Minute durch die Adern gejagt, und doch kann diese immerhin 20 Jahre alt werden. Und der Grönlandhai hetzt sogar Fischen und Robben hinterher, um trotzdem bis zu 500 Jahre alt zu werden. Kein anderes Wirbeltier wird so alt!

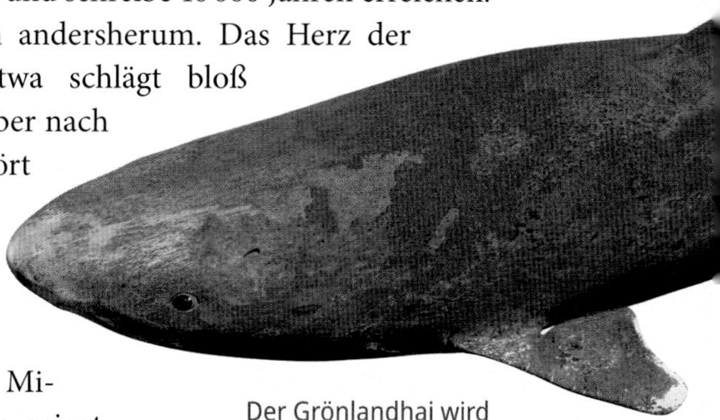

Der Grönlandhai wird bis zu 500 Jahre alt.

Ein internationales Forscherteam um Daniel Erny vom Universitätsklinikum Freiburg hat kürzlich das Gehirn eines 245 Jahre alten Grönlandhais untersucht und darin nicht eine einzige Spur von Parkinson oder Alzheimer gefunden.[1] Zum Vergleich: Wenn ein Mensch 90 Jahre alt wird, leidet er in 40 Prozent aller Fälle an Alzheimer. Und dieser Fisch kann 245 Jahre alt werden, ohne in seinem Gehirn irgendeine Abnutzungserscheinung zu entwickeln. Die Ursache dafür liegt keineswegs darin, dass er ein eher passives Leben führt. Früher dachte man zwar, dass der Grönlandhai lediglich Aas vom Meeresboden absammeln würde. Doch mittlerweile ist bekannt, dass er ein flinker Jäger ist, dessen Interesse nicht nur Robben und Fischen gilt. Norwegische Forscher entdeckten im Magen eines zufällig gefangenen Grönlandhais sogar die Überreste eines Eisbären, an den sich kein anderer tierischer Bewohner der Arktis herantrauen würde.

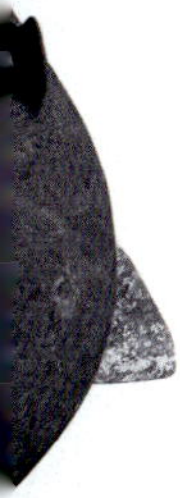

Steinalt in der »besten aller Welten«

Die Formel »Wer langsam durchs Leben geht, lebt länger« greift also nicht unbedingt. Ganz zu schweigen davon, dass es, um wirkliche Erkenntnisse zu den Bedingungen für das lange Leben eines Menschen zu sammeln, ohnehin interessanter ist, nicht einzelne Tierarten, sondern innerhalb einer Spezies lang- und kurzlebige Individuen miteinander zu vergleichen. Denn was nützt die Erkenntnis, dass eine Eintagsfliege nur wenige Tage und ein Elefant über 50 Jahre alt werden kann? Rein gar nichts, denn bekanntermaßen ist es beim *Homo sapiens* ja genau umgekehrt. Hier sind nämlich die mit den elefantenartigen Fettpolstern extrem kurzlebig.

Ein Blick auf die unterschiedlichen Lebenserwartungen innerhalb einer Tierart offenbart, dass diese wesentlich davon abhängen, ob die jeweiligen Individuen in Freiheit oder in Gefangenschaft leben. Sieht man von Nutztieren ab, die schon nach kurzer Zeit geschlachtet werden, besteht generell der Trend, dass es sich zwischen Zäunen, Schutzwällen und dergleichen länger lebt als in freier Wildbahn. So kann es ein Löwe in Gefangenschaft durchaus auf zwei Dekaden bringen, während in der Wildnis für Weibchen schon nach 15 und für Männchen sogar schon nach 12 Jahren Schluss ist. Ein Zooschimpanse lebt über 50 Jahre, während sein Pendant in freier Wildbahn schon nach 30–40 Jahren in den Affenhimmel einzieht. Die Ursachen dafür liegen auf der Hand, denn das Leben in Freiheit ist zwar frei, aber auch gefährlich. Mehr Infektionen, mehr Konflikte mit Fressfeinden und Konkurrenten, mehr Ängste und schließlich auch eine schlechtere Hygiene sowie die fehlende medizinische Versorgung erhöhen das Sterberisiko erheblich. Ganz zu schweigen davon, dass im Zoo regelmäßig und zuverlässig das Futter kredenzt wird, während in freier Wildbahn hart dafür gearbeitet werden muss und der Aufwand nicht immer belohnt wird.

All das klingt logisch, und doch gilt hier abermals: Es geht auch andersherum. Britische Forscher haben die Daten von 4500 Elefanten untersucht und dabei festgestellt, dass sie in Gefangenschaft deutlich kürzer leben. Das Sterbealter asiatischer Zooelefanten etwa liegt bei durchschnittlich

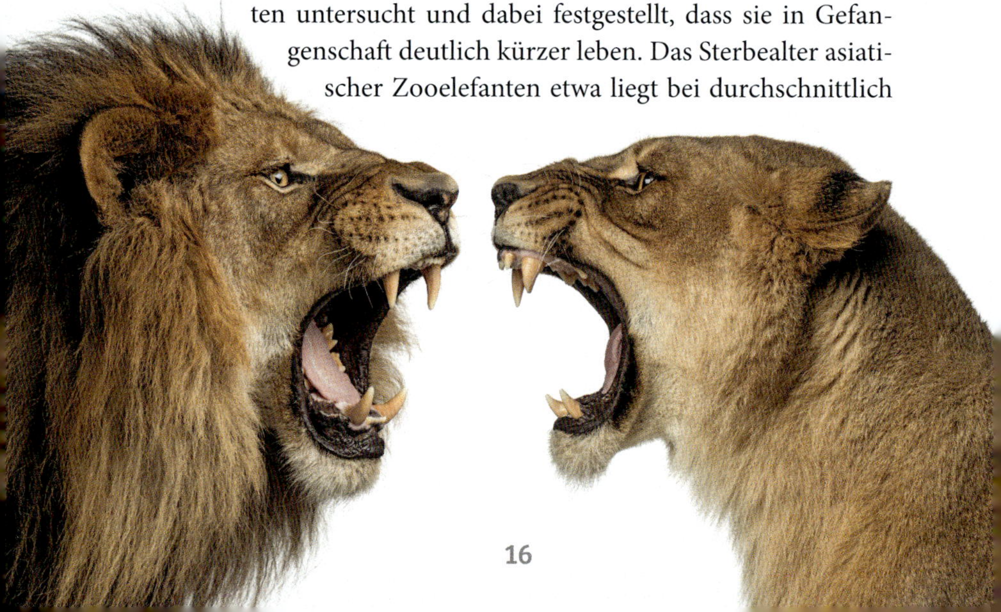

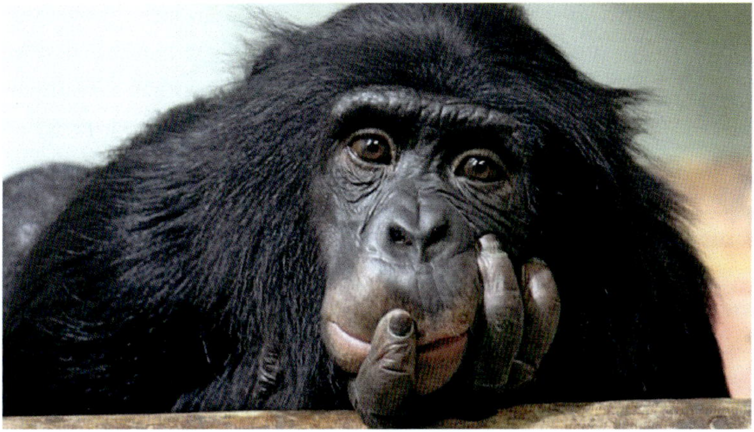

19 Jahren, während ihre Pendants in Freiheit auf fast 42 Jahre kommen. Die frei lebenden Dickhäuterweibchen im afrikanischen Amboseli-Nationalpark werden mit durchschnittlich 56 Jahren sogar fast dreimal so alt wie ihre asiatischen Artgenossen in Gefangenschaft. »Würde man nicht ständig Jungtiere in freier Wildbahn einfangen und den Zoos zuführen, würden die Elefanten dort über kurz oder lang aussterben«, betont Studienleiterin Ros Clubb in der Fachzeitschrift *Science*.[2]

Die Ursachen für das frühe Ableben der Zooelefanten sind vielschichtig, liegen aber auch auf der Hand. So haben die 4–6 Tonnen schweren Dickhäuter in freier Wildbahn ohnehin keine Feinde, sodass der Zooeffekt »Lebensverlängerung durch Schutz vor Feinden« wegfällt. Von noch größerer Bedeutung aber ist, dass die Tiere im Zoo zu Übergewicht und Infektionen neigen. Und zu Aggressionen:

Kein anderes Tier ist so oft für den Tod eines Zoopflegers verantwortlich wie der Elefant! All das ist ein deutlicher Hinweis darauf, dass die hochintelligenten Tiere mit ihrer Situation in Gefangenschaft nicht zurechtkommen und sie als Stress erleben – und genau das verkürzt eben auch ihr Leben.

Es geht also weniger um das Eingesperrtsein an sich als vielmehr um das Gefühl des Eingesperrtseins. Die Schildkröte Harriet hatte in dieser Hinsicht keine Probleme, und deswegen wurde sie vermutlich so alt. Ihre Brüder (möglicherweise waren es aber auch Schwestern!) Dick und Tom waren da anders gestrickt. Der eine unternahm anfangs immer wieder Ausbruchsversuche, der andere verweigerte immer wieder für längere Zeit das Fressen. Dick starb bereits in seinen Fünfzigern, und Tom verschied 57 Jahre vor seiner berühmten Schwester – was jedoch kein Argument dafür sein soll, dass man als Mensch bereitwillig eine Gefangenschaft über sich ergehen lassen sollte, wenn man steinalt werden will. Aber das Beispiel von Harriet und ihren Geschwistern sowie den traurigen Zooelefanten zeigt, dass die Existenz fester Vorgaben und Regelmäßigkeiten nicht ausreicht, um ein Leben zu verlängern. Man muss sie auch akzeptieren und darf sie nicht als Freiheitsberaubung empfinden. Um es mit den Worten des berühmten Philosophen Leibniz auszudrücken, sollte man die Welt, in der man lebt, »für die beste aller möglichen Welten« halten. Nicht allein die Struktur gibt den Halt, sondern auch ihre Akzeptanz – darin unterscheidet sich eben die Psychologie von der Physik.

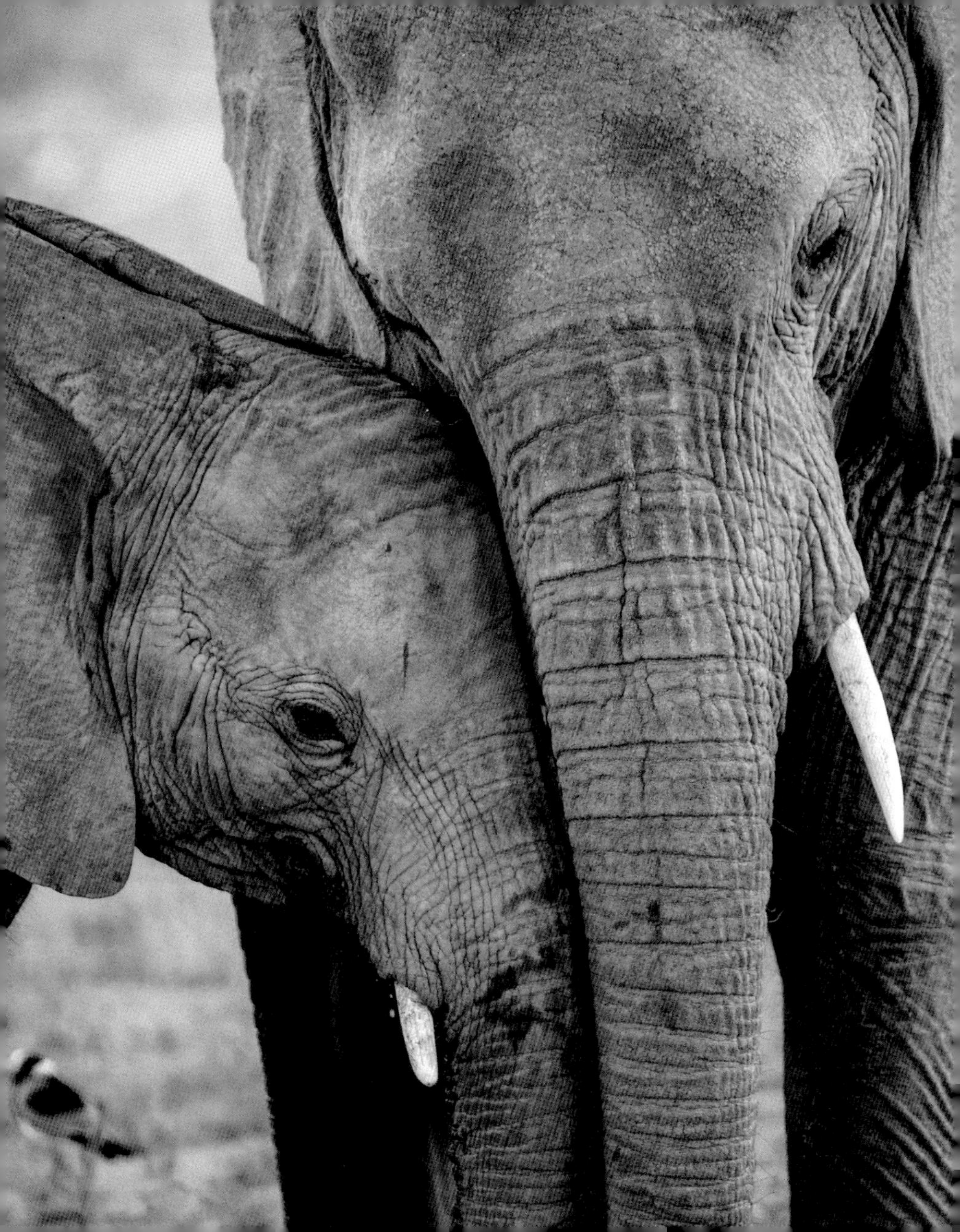

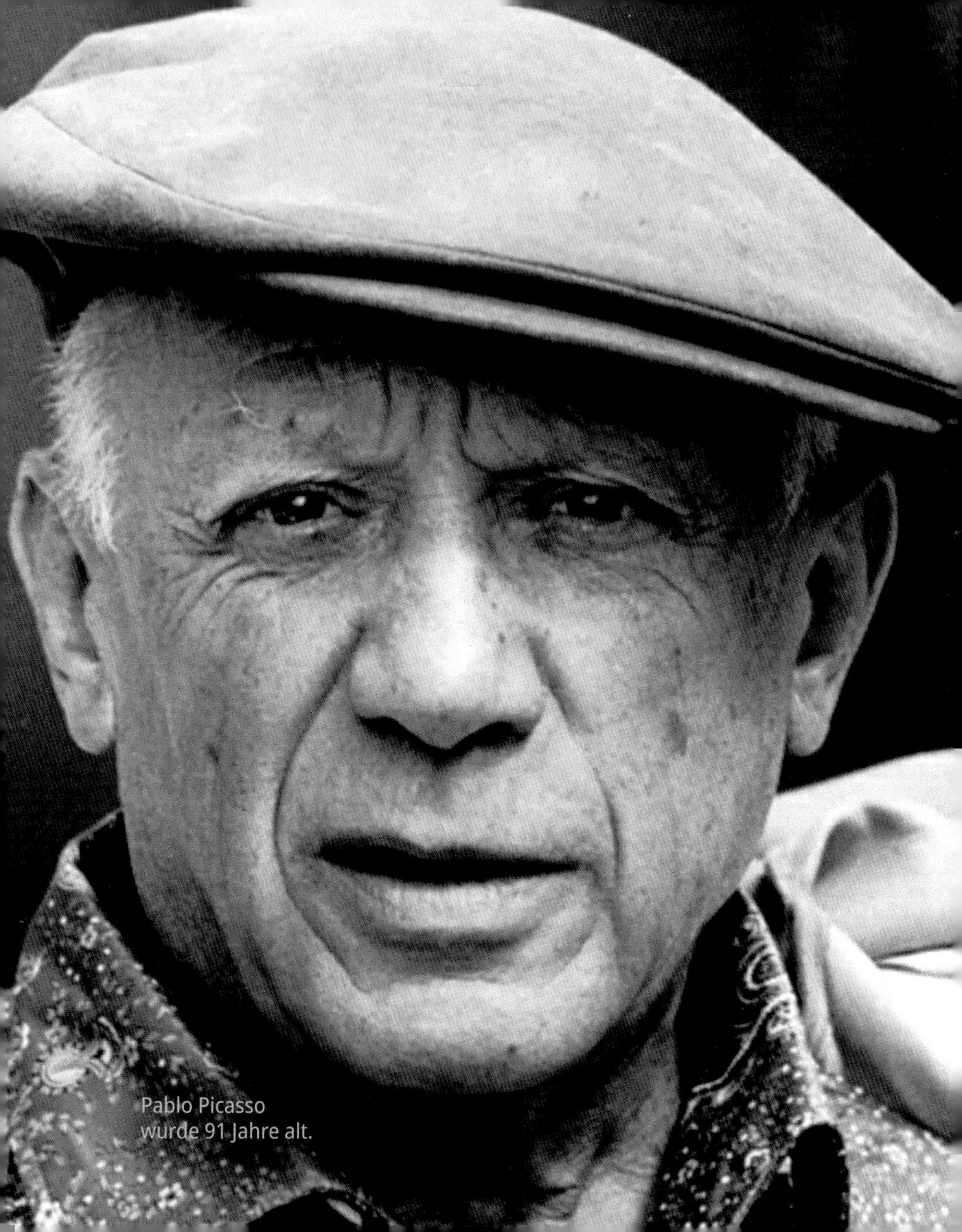

Pablo Picasso
wurde 91 Jahre alt.

Methusalem gestern – von Kant bis Picasso

Einen Hinweis auf das Geheimnis eines langen und gesunden Lebens liefert natürlich auch der Blick auf Menschen, die dieses Ziel schon einmal erreicht haben. Dazu lohnt sich zunächst ein Blick in die Weltgeschichte. Denn auch wenn sich die Lebenserwartung gerade in den Wohlstandsländern zuletzt immer weiter gesteigert hat: Langlebige Menschen gab es schon immer.

Pünktlicher als die Kirchturmuhr

Auch in der Kulturgeschichte des Menschen bedarf es einer näheren Betrachtung der Details und Hintergründe, um aus ihr in puncto Kurz- und Langlebigkeit einen echten Trend herauslesen zu können. Einerseits aufgrund der gewaltigen Datenflut aus mehreren Tausend Jahren sowie ihrer unterschiedlichen Dichte – zu Diogenes und Thales besitzen wir heute einfach weniger Daten als zu Winston Churchill und Michael Jackson. Andererseits aber auch, da nicht wenige der weltgeschichtlichen Größen durch Gewalt und Unfälle zu Tode kamen, was ja in unseren Betrachtungen, die sich um die »natürliche« Lebenserwartung jenseits von spektakulären Todesursachen wie Krieg, Mord und Totschlag bewegen, keine Rolle spielen soll. So wäre Sokrates – wegen seiner Gelassenheit, aber auch wegen seiner Ehefrau Xanthippe, die ihm den Rücken zum brotlosen Philosophieren freihielt – vermutlich zum steinalten Greis geworden, hätte man ihn nicht per Schierlingsbecher hingerichtet. Dem Kirchenkritiker Giordano Bruno hingegen wären wohl selbst ohne Scheiterhaufen nur noch ein paar Jahre vergönnt gewesen, weil sein Leben bis dahin zu unstet und kraftraubend verlaufen war. Allerdings ist das letzten Endes nur Spekulation, weswegen wir solche Fälle unberücksichtigt lassen.

Doch wie verfährt man mit Krankheiten, wenn man die Langlebigkeit in der Kulturgeschichte betrachtet? Soll man sie miteinbeziehen oder wie Kriege und Morde außen vor lassen? Dies hängt vom konkreten Einzelfall ab. Wenn Marc Aurel und Johanna von Burgund von der Pest dahingerafft werden, kann man das als Naturgewalt, als »bakteriellen Totschlag« verbuchen und damit aus unseren Betrachtungen herausnehmen.

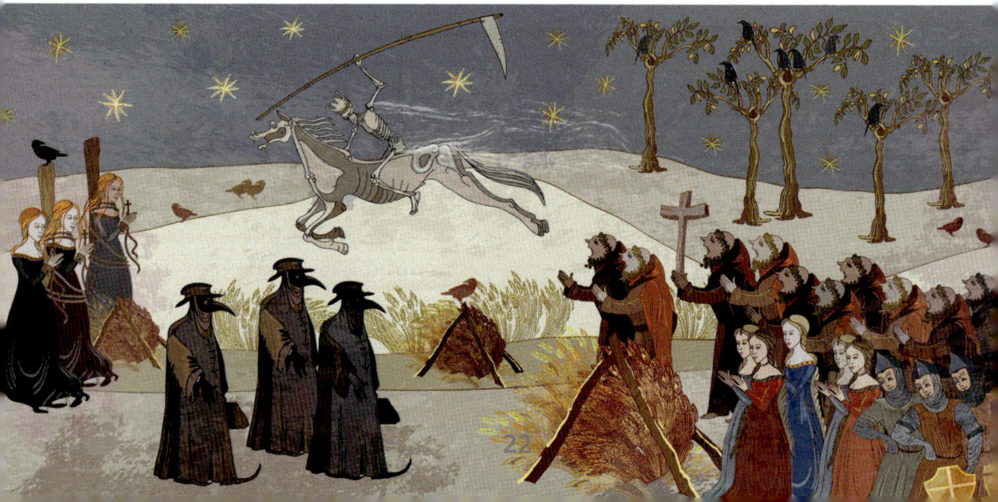

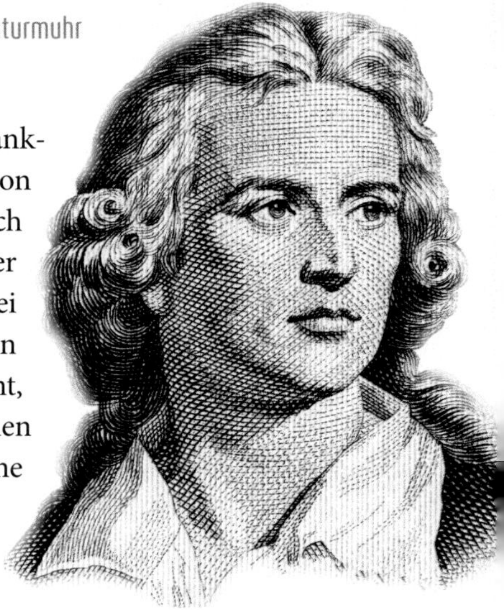

Bei Friedrich Schiller und seiner Krankheitsgeschichte wird es hingegen schon komplizierter. Der Dichter infizierte sich als Medizinstudent mit Tuberkulose, als er eine Obduktion protokollierte und dabei jegliche Vorsicht missen ließ. Bakterien waren ja zu seiner Zeit noch unbekannt, sodass man ihm in dieser Situation keinen Leichtsinn vorwerfen kann, sondern seine Infektion den unvorhergesehenen Naturgewalten zurechnen muss. Doch wie Schiller dann mit seiner Schwindsucht umging, das hatte nichts mehr mit Naturgewalt zu tun. Denn er pflegte einen Lebensstil, der selbst einem Gesunden zu schaffen gemacht hätte. Seine Ernährung war schlecht und viel zu einseitig, und er arbeitete bis zur totalen Erschöpfung, gönnte sich praktisch keine Pausen.

Außerdem ruinierte er seinen Körper, wie es bei selbst behandelnden Ärzten nicht ungewöhnlich ist, mit haarsträubenden Therapiemaßnahmen. Als etwa in Mannheim die Malaria wütete, lebte er nur von Suppe, Brechweinstein und Chinarinde, die er, wie er in einem Brief zugab, aß »wie Brot«. Mit der Folge, dass sein Darmmilieu zusammenbrach und sein Körper den Tuberkelbazillen nichts mehr entgegenzusetzen hatte.

Schiller starb im Alter von gerade mal 45 Jahren, und schuld daran war nicht nur seine schwere Krankheit, sondern auch sein Lebensstil, der den Mikroben ihre Vernichtungsarbeit erleichterte.

Der Autor der *Räuber* wird daher in unserer welthistorischen Betrachtung von Lang- und Kurzlebigkeit berücksichtigt – genauso wie die anderen kranken Berühmtheiten, die mit ihrem Lebensstil erheblichen Einfluss auf ihr Leiden genommen haben. Bei Schiller war dieser Einfluss im Wesentlichen negativ – doch einer seiner berühmten Zeitgenossen zeigte, dass es auch anders geht.

Immanuel Kant war ähnlich wie Schiller schon bei seiner Geburt am 22. April 1724 kein glucksender und kraftstrotzender Wonneproppen, sondern ein bleicher und trichterbrüstiger Winzling, über dessen Familie der Schatten des frühzeitigen Todes lag. Immanuel war zwar das vierte Kind der Kants, bei seiner Geburt lebte jedoch nur noch seine 5-jährige Schwester, die übrigen Geschwister waren bereits verstorben. Mutter Anna Regina, die ebenfalls nicht mehr lange leben sollte, hatte also guten Grund, für das zerbrechliche und blasse Baby um Gnade zu bitten: »Gott erhalte ihn in seinem Gnadenbunde bis an sein seliges Ende.«

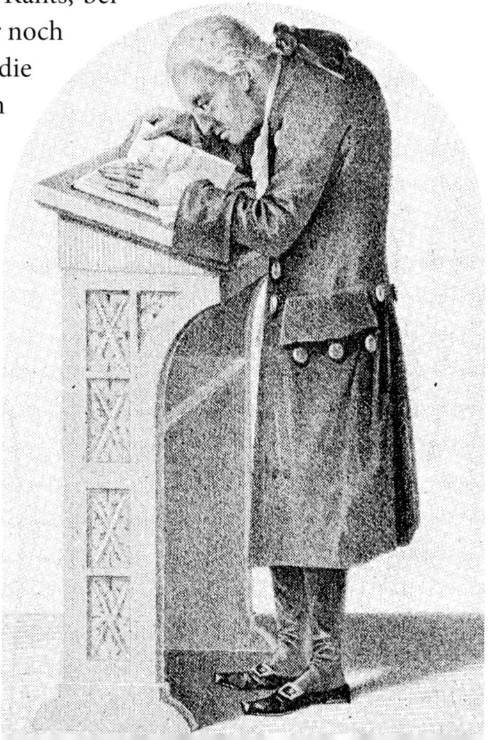

»Habe Mut, dich deines eigenen Verstandes zu bedienen!«
Immanuel Kant, 1784

Sie wurde offenbar erhört. Immanuel Kant strotzte zwar niemals vor Vitalität, aber es ging ihm auch nie richtig schlecht. Einem Freund sagte er, dass er »immer mit Unpässlichkeit zu kämpfen« hätte, ohne jemals krank zu sein, und in einem Brief bezeichnete er sich als »auf schwächliche Art gesund«. Er wurde trotz zerbrechlicher Konstitution fast 80 Jahre alt, was damals ausgesprochen selten vorkam. Niemand aus seiner Umgebung hätte jemals damit gerechnet, und doch war sein gesegnetes Alter nicht etwa ein Wunder, sondern das folgerichtige Resultat einer bemerkenswerten Kombination aus Philosophie und preußischen Tugenden, wo Moral und Selbstdisziplin geistreich diskutiert und ebenso konkret gelebt wurden.

Dazu gehörte, dass Kant seinen Alltag nach einem strikten Regelsystem ordnete. Morgens um 5 Uhr stand sein Diener Lampe, ein altgedienter Soldat, am Bett seines Herrn und rief: »Es ist Zeit!« Kant war freilich kein angeborener, sondern ein selbst ernannter Frühaufsteher, sodass er Lampe nicht selten darum bat, doch bitte später wiederzukommen. Doch der Diener blieb gnadenlos und wiederholte nur seinen Befehl, hatte er doch ausdrücklich von seinem Herrn selbst die Anweisung dazu bekommen. Kant wusste eben, dass auch er ein Mensch mit Schwächen war, und deswegen schaffte er sich in Gestalt von Diener Lampe ein externes Gewissen, das ihn zur Ordnung rief, wenn es sein musste. Zur Selbstdisziplin gehört eben neben der Härte gegen sich selbst auch die Erkenntnis, wo man zur Nachgiebigkeit neigt und daher jemanden beauftragen muss, dort für die notwendigen Korrekturen zu sorgen.

Eine halbe Stunde nach dem Aufstehen saß Kant bei einer Tasse Tee, um sich für seine täglichen Vorlesungen zu präparieren. In

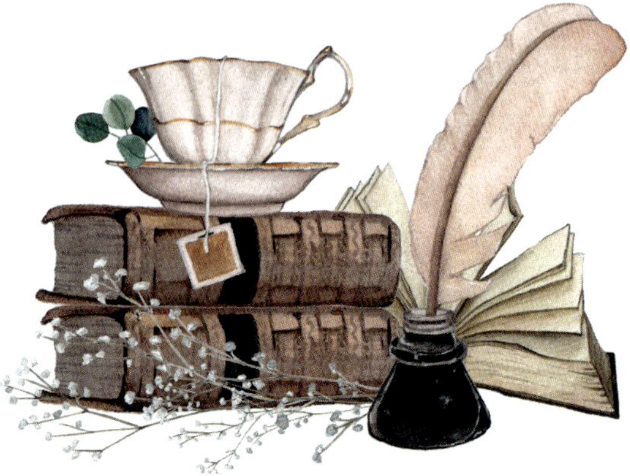

seinem Arbeitszimmer mussten dabei genau 24 Grad herrschen, kein Grad mehr und kein Grad weniger. Mit der Folge, dass Lampe mitunter auch im Sommer den Kamin anfeuern musste. Um kurz vor 8 Uhr ging Kant zu seinen Vorlesungen an die Uni, um exakt 13 Uhr saß er wieder zu Hause am Mittagstisch. Dazu lud er sich regelmäßig Gäste zum gelehrten Small Talk ein: mindestens drei, nach der Zahl der Grazien in der römischen Mythologie, und nicht mehr als neun, nach der Zahl der Musen in der griechischen Mythologie. Pro Gast wurde exakt eine halbe Flasche Wein ausgeschenkt. Bier hingegen gab es nie, das hielt Kant für ein schleichendes Gift. Als er eines Tages von einem Mann hörte, der in seinen besten Jahren gestorben war, kommentierte er nur knapp: »Vermutlich hat er Bier getrunken.«

Die Tischgesellschaft tagte bis 17 Uhr. Kinder durfte dazu niemand mitbringen. Was ziemlich exakt Kants Vorstellungen zur Familie widerspiegelte: Er blieb zeit seines Lebens Junggeselle – und tröstete sich damit, dass unverheiratete Männer »mehrenteils länger ein jugendliches Aussehen« hätten als ihre verheirateten Pendants. Kant selbst war der beste Beweis für diese These. Bis kurz vor seinem Tod wurde er niemals ernsthaft krank. Es ging ihm allerdings auch nie richtig gut, dazu war seine Konstitution einfach zu schlecht.

Sein Biograf Reinhold Bernhard Jachmann schreibt: »Kants Körper war von der Natur gewiss nicht zu einer 80-jährigen Lebensdauer bestimmt. Er hat der Natur das Leben abgezwungen. Das ganze Gebäude seines Körpers war so schwach, dass nur ein Kant es so viele Jahre unterstützen und erhalten konnte.«

Erst gegen Ende seines Lebens plagte sich Kant mit einer hartnäckigen Gicht. Den Ratschlag seines Arztes, doch bitte weniger Fleisch, Würste und Wein zu vertilgen, ignorierte er allerdings. Stattdessen steckte er einfach seine Finger in eiskaltes Wasser, und empfahl dies auch in einem Aufsatz für die Zeitschrift *Journal der practischen Arzneykunde*. Zu seinen weiteren Gesundheitstipps gehörte, nicht länger als 7 Stunden zu schlafen, denn das Bett sei »das

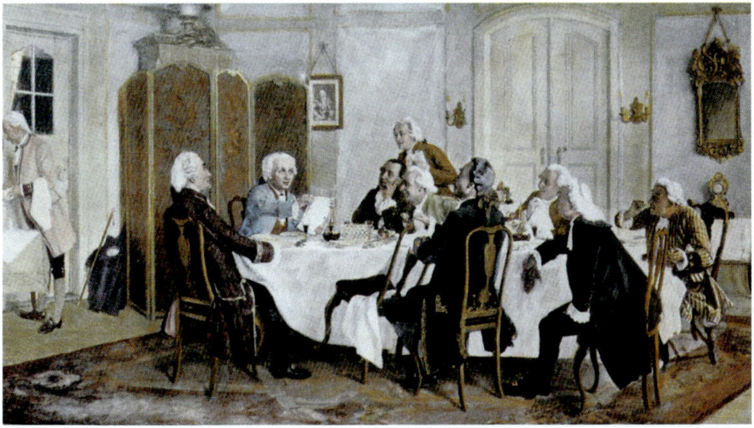

Legendär waren Kants Tischgesellschaften, zu denen er jeden Mittag seine Freunde einlud.

Nest einer Reihe von Krankheiten«. Außerdem: keinen Mittagsschlaf halten (obwohl Kant selbst regelmäßig vor seinen Nachmittagskonversationen einnickte), im kalten Zimmer schlafen (obwohl er sich im Winter die Decke über den Kopf zog) und immer wieder – zwecks besserer Verdauung – ein Pfeifchen rauchen (obwohl die Lunge in seiner Trichterbrust sicherlich nicht zu seinen starken Organen zählte).

Vermutlich trugen diese Maximen weniger wegen ihres Inhalts als aufgrund ihres Anspruchs an die Selbstdisziplinierung zur Gesundheit ihres Erfinders bei. Welche einzigartigen Dimensionen Kant in dieser Hinsicht erreichen konnte, zeigen auch seine Spaziergänge. Diese verliefen jeden Tag auf der gleichen Route, und zu dieser Route gehörte eine Kirchturmuhr, die stets die gleiche Zeit zeigte, wenn er vorbeikam. Als sie einmal eine andere Zeit präsentierte, wussten die Einwohner Königsbergs, dass man sie nachstellen musste. Denn eher ging ein Uhrwerk falsch, als dass der Philosoph in seinen Aktionen unpräzise sein könnte.

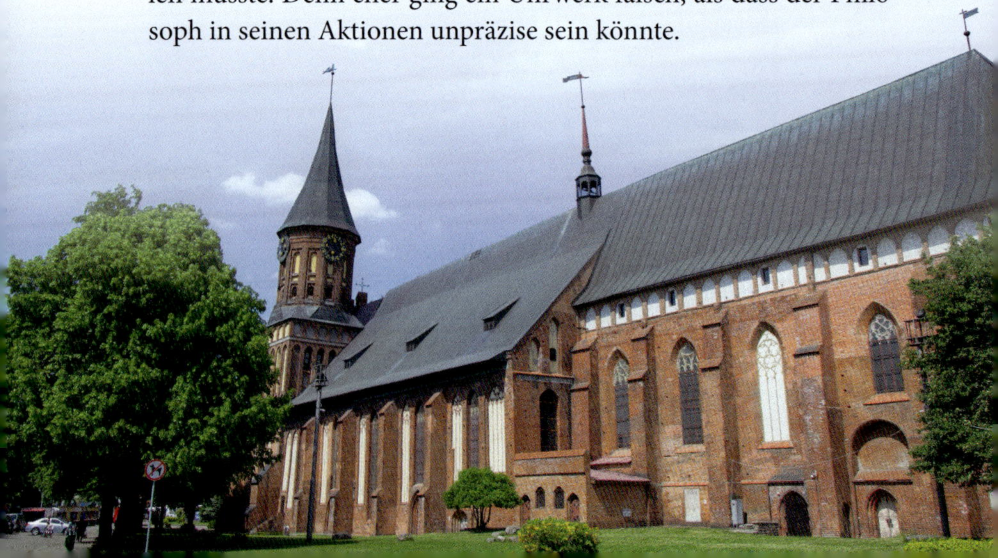

Ein weiterer lebensverlängernder Faktor war Kants Gelassenheit mit den typischen Begleiterscheinungen des Alters. So hatte er mit Ende 70 große Probleme mit seiner Konzentration, immer wieder kippte er schlafend vom Stuhl und konnte oft danach nicht von allein wieder aufstehen, weil ihm schwindelig war. Er blieb dann geduldig auf dem Boden liegen und wartete, bis entweder der Schwindel verschwand oder Hilfe kam. Einmal sank sein Kopf beim Lesen ins Kerzenlicht, sodass seine Nachtmütze in Flammen stand. Doch auch hier blieb er cool. Wort- und klaglos legte er die brennende Mütze auf den Boden und trat das Feuer mit den Füßen aus. Er begleitete solche Unfälle mit Sprüchen wie: »Meine Herren, ich bin alt und schwach, Sie müssen mich wie ein Kind betrachten.«

Dann kam der 12. Februar 1804. Kant lag ermattet in seinem Bett. Er streckte seinen Körper noch einmal in eine gerade, völlig symmetrische Position – so, wie er es immer machte, wenn er sich schlafen legte, und so, wie er auch sein komplettes Leben geführt hatte – und starb.

Chaos macht alt – Ordnung hält jung

Kant gehörte zu einer Berufsgruppe, deren Vertretern man generell ein langes Leben zutraut. Denn einem Philosophen unterstellt man, über den Dingen zu stehen, wenig Stress zu haben und sich nicht in täglicher Maloche kaputtschuften zu müssen. Man denke nur an Thales, Platon, Leibniz, Voltaire, Schelling, Schopenhauer, Russell und Heidegger, die mit fast überheblicher Gelassenheit überdurchschnittlich alt wurden. Doch es gibt mindestens ebenso viele Vertreter der anderen, kurzlebigen Richtung. Heraklit, Aristoteles, Hegel, Marx und Wittgenstein schafften gerade noch die 60-Jahr-Grenze; Descartes, Fichte und Nietzsche nicht einmal die. Besonders hart traf es Kierkegaard (starb mit 42) und Spinoza (44), die bereits in einem Alter dahingerafft wurden, das man heute allenfalls als Beginn der Midlife-Crisis durchgehen lassen würde.

Vergleicht man die Biografien der lang- und kurzlebigen Philosophen, so fällt auf, dass sie sich in einem wesentlichen Punkt unterscheiden: nämlich dem Chaosfaktor. Wobei die Lebenserwartung umgekehrt proportional ansteigt mit dem Grad des Chaos. Kant und Heidegger führten ein beschauliches und strukturiertes Professorenleben, Schopenhauer spielte Flöte und ging täglich mit seinem Hund spazieren. Thales galt unter seinen griechischen Landsleuten als Sonderling, dem nichts und niemand etwas anhaben konnte. Selbst seine Mutter nicht. Als ihr Sohn noch in den Zwanzigern war, drängte sie ihn zur Heirat, doch der antwortete nur: »Noch ist nicht die Zeit dazu.« Als sie ihn einige Jahre später wieder danach fragte, erklärte er ebenso knapp: »Jetzt ist die Zeit dazu vorüber.« Auf diese Weise blieb Thales zwar Junggeselle und ohne Kinder, wurde aber 78 Jahre alt, was für damalige Verhältnisse geradezu sensationell war.

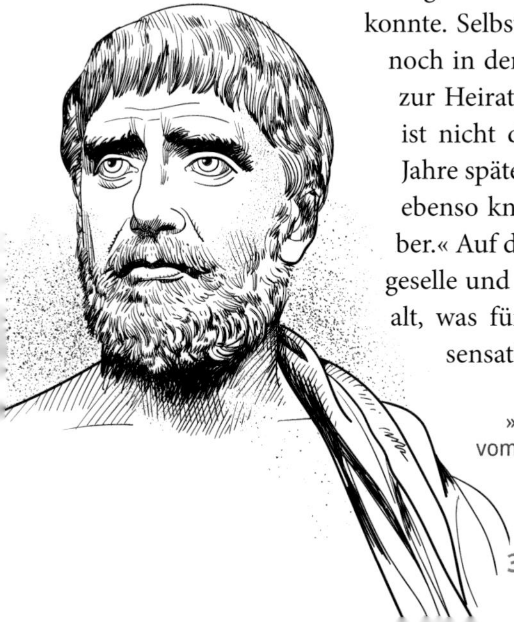

»Wer ist glücklich? Wer gesunden Leibes, vom Schicksal begünstigt und mit trefflicher Seelenbildung ausgerüstet ist.«
Thales von Milet

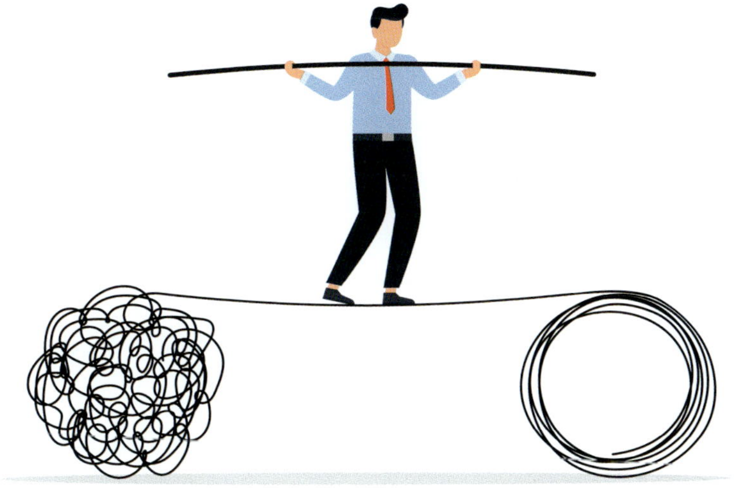

Je weiter man jedoch auf der Lebenserwartungsskala der Philosophen nach unten geht, desto größer wird das Chaos. Nietzsche etwa war ein unsteter, fast lebensuntüchtiger Wanderer und Frührentner, Kierkegaard kam bis zu seinem frühen Ableben nicht mit der Trennung von seiner Verlobten zurecht, obwohl er sie selbst eingeleitet hatte. Der körperlich ohnehin schwächliche Spinoza hielt es wie Schiller: Er legte sich mit den Mächtigen an und schuftete sich zu Tode.

Descartes hielt sich hingegen bewusst den Alltag vom Leib und verbrachte seine Zeit überwiegend im Bett, was ihm einerseits die Muße zum Denken verschaffte, ihn andererseits aber auch körperlich so verweichlichte, dass ihn schon kleinere Infekte umwarfen. Er starb im Alter von 53 Jahren an einer Lungenentzündung, die er wohl bei entsprechender körperlicher Fitness gar nicht bekommen hätte.

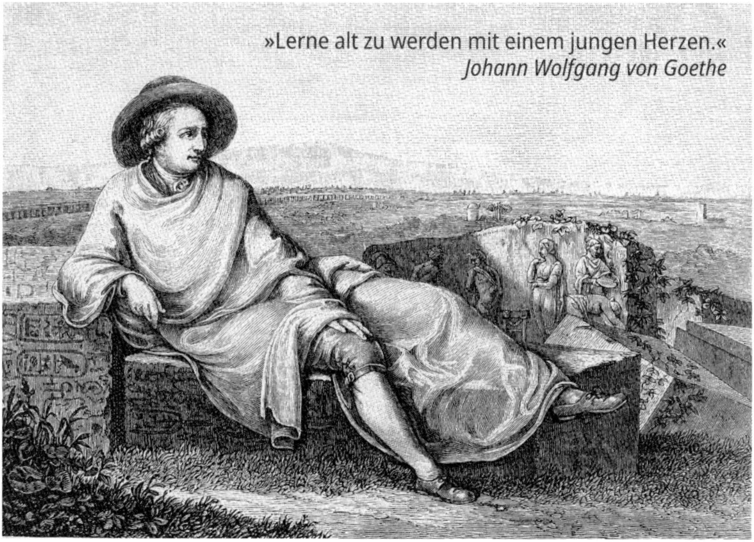
»Lerne alt zu werden mit einem jungen Herzen.«
Johann Wolfgang von Goethe

Die großen Poeten, Maler und Musiker der Geschichte zeigen ebenfalls einen deutlichen Trend zur Kurzlebigkeit durch Chaos, das die betreffenden Vertreter als Daseinsform bevorzugten. Unter den Schriftstellern führten Kafka, Orwell, Balzac und Tucholsky ein gleichsam intensives wie kurzes Leben in labilen Verhältnissen, während sich Thomas Mann für ein, wie er es selbst nannte, »geordnetes Leben« mit seiner Ehefrau Katia entschied und erst mit 80 Jahren verstarb. Hermann Hesse übte sich zwar anfangs als »Steppenwolf«, doch später war er froh, diesem Zustand entkommen zu sein, »in dem es keine Ziele, keine Bestrebungen, keine Pflichten« gab. Er wurde, obwohl leukämiekrank, 85 Jahre alt.

Wie bedeutsam feste Alltagsstrukturen für die Lebenserwartung sind, das zeigen auch die beiden »Olympier« der deutschen Dichtkunst. Während Schiller sich in der Arbeit erschöpfte und seinen von Krankheiten ausgezehrten Körper überforderte, ließ Goethe in Weimar den jugendlich-stürmischen Drang hinter sich, um zu einem klar strukturierten Alltag zu finden. Er forderte von sich selbst »täglich mehr Ordnung, Bestimmtheit und Konsequenz«, und das schaffte er auch. Morgens stand er noch vor 6 Uhr auf, um dann nach einem Tässchen Kaffee sofort mit dem Schreiben loszulegen. Um 10 Uhr gab es eine kurze Frühstückspause, danach wurde weitergeschrieben bis zum Mittag. Der Nachmittag war Geselligkeiten, Familie und Gartenarbeit vorbehalten, abends um 9 Uhr ging es ins Bett, um dort noch eine Weile zu lesen. Wobei sich hier der Dichter auch mal den einen oder anderen Exzess leistete, indem er bis nach Mitternacht über einem Buch kauerte. Doch das wird sein Leben wohl kaum verkürzt haben. Goethe starb im Alter von 82 Jahren an einem Herzinfarkt.

»Live fast, die young«

In Kunst und Musik dominieren traditionsgemäß die eruptiven, impulsiven und unberechenbaren Charaktere, weswegen hier die Lebenserwartung überdurchschnittlich kurz ist. Mit Gauguin, Dürer, Beethoven und Mozart seien hier nur einige besonders prominente Beispiele aus der älteren Kulturgeschichte genannt. Im Rock 'n' Roll der 70er-Jahre zelebrierte man genüsslich das Motto »Live fast, die young«, und das ist offenbar laut einer amerikanischen Stu-

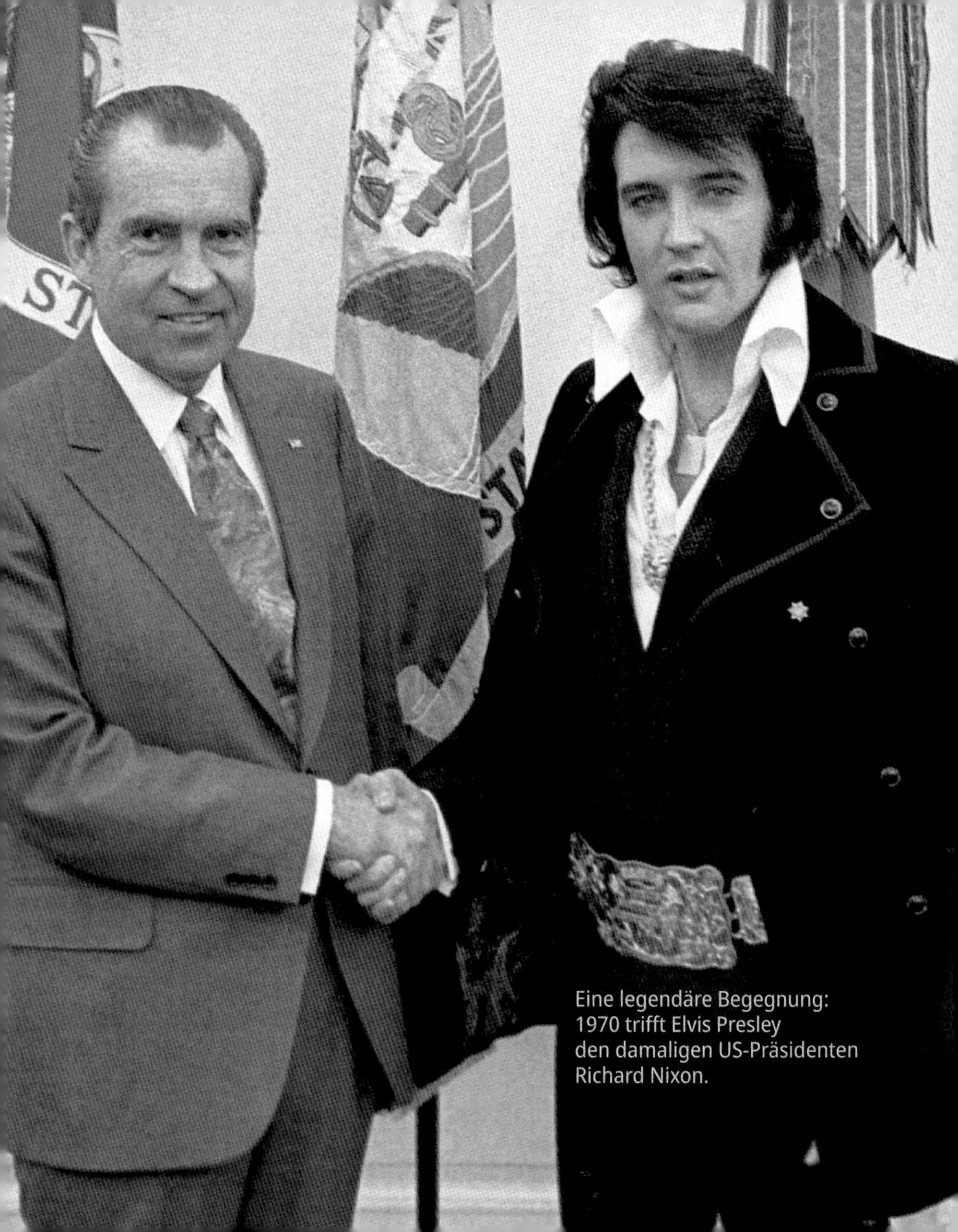

Eine legendäre Begegnung:
1970 trifft Elvis Presley
den damaligen US-Präsidenten
Richard Nixon.

die[3] ein Spruch, der nicht nur so dahingesagt ist, sondern bis heute dem Lebensstil der Popmusik entspricht.

Ein Forscherteam um Mark Bellis von der University of Liverpool analysierte die Lebensläufe von 1064 Größen des Pop, die zwischen 1956 und 1999 berühmt wurden und deren Alben bei der Jahrtausendwende auf der Liste der All-time Top 1000 rangierten. Auf diese Weise kamen jung verstorbene Rock-'n'-Roller der ersten Stunde wie Elvis Presley und Janis Joplin genauso in die Statistik wie Kurt Cobain, Freddie Mercury und andere Frühverstorbene der jüngeren Popgeschichte. Bellis ermittelte für die nordamerikanischen Stars eine durchschnittliche Lebenserwartung von 42 Jahren, und ihre Kollegen aus Europa kommen sogar nur auf 35 Jahre. »Die Popstars haben nach dem Erlangen ihres Ruhms ein etwa doppelt so hohes Sterberisiko wie andere Menschen«, so der Epidemiologe. Die Ursachen für das frühe Ableben reichen von Selbstmord über Aids bis hin zu Autounfällen, doch sie spielen allenfalls eine Nebenrolle gegenüber dem Drogenkonsum, der für mehr als jeden vierten Todesfall verantwortlich ist.

Die Stars der Musikbranche sind also tatsächlich, wie es das Klischee will, in starkem Maße anfällig für Drogen. Elvis Presley konsumierte in seinen letzten sieben Lebensmonaten mindestens 5000 Arzneimitteleinheiten, darunter Amphetamine sowie hoch dosierte Schlaf- und Schmerzmittel, und auch Michael Jackson starb an der Überdosis eines Mittels, das normalerweise zur Narkose eingesetzt wird. Doch der immense Drogenkonsum muss ja irgendeinen Grund haben – und hier kommt wieder das Chaos ins Spiel. So vermutet Bellis, dass die überdrehte und impulsive Musikszene ihre Hauptdarsteller zur Sucht treibt: »Popstars müssen ein enorm hohes Maß an Stress aushalten.« Der renommierte Popexperte Paul Stokes gibt außerdem zu bedenken, dass ein aufgehender Stern am Musikerhimmel »gerade in den ersten Jahren enorm kämpfen muss, um sich durchsetzen zu können«. Da sei die Verführung groß, zu leistungssteigernden Drogen zu greifen.

Der Göttinger Psychiater Borwin Bandelow sieht hingegen in den inneren, charakterlichen Dispositionen der Musiker einen Hauptkeim für deren Probleme: Nicht der Showrummel mache sie psychisch auffällig, sondern viele würden es nur deshalb nach oben schaffen, weil sie eben nicht »normal« seien. »Sie zeigen die Merkmale einer Borderlinestörung: Depressionen, Suizidversuche, Selbstverletzungen, einen Hang zu Drogen und Impulskontrollstörungen«, so der Angstexperte. Hinzu kämen Bindungsängste sowie eine dauernde Unzufriedenheit, »ein Gefühl der Leere, das die Betroffenen ständig durch neue Kicks zu vertreiben suchen«. Mit anderen Worten: Mit mehr Stabilität und Strukturen im Alltag wären all die jungen Genies des Pop weniger den Drogen zum Opfer gefallen und dadurch deutlich älter geworden – aber dann wären sie möglicherweise auch nicht berühmt geworden. Man kann eben nicht alles haben.

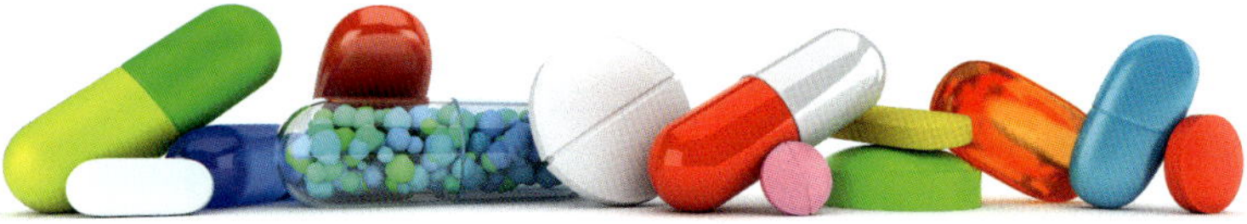

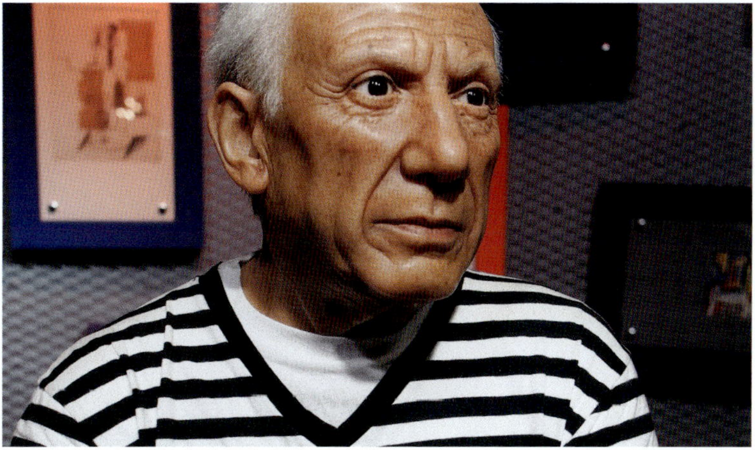

Genial bis ins hohe Alter

Glücklicherweise gibt es genügend Beispiele, wie man als Künstler und Musiker steinalt werden und trotzdem in die Geschichte eingehen kann. So wurde Pablo Picasso beinahe 92 Jahre alt, was sicherlich auch daran lag, dass sein Leben von zahlreichen Ritualen stabilisiert wurde. So offen er in der Kunst für neue Wege und Ideen war, so konservativ verhielt er sich in der Gestaltung seines Alltags. So musste sein Hut immer an der gleichen Stelle liegen, wobei diese Pedanterie, wie seine Lebensgefährtin Françoise Gilot erzählte, weniger einem peniblen Ordnungssinn als einem ausgeprägten Aberglauben entsprang: »Wenn ich seinen Hut auf das Bett warf, wie ich es oft tat, bedeutete das nicht einfach, dass sein Hut am falschen Platz war; es bedeutete, dass jemand in diesem Hause sterben

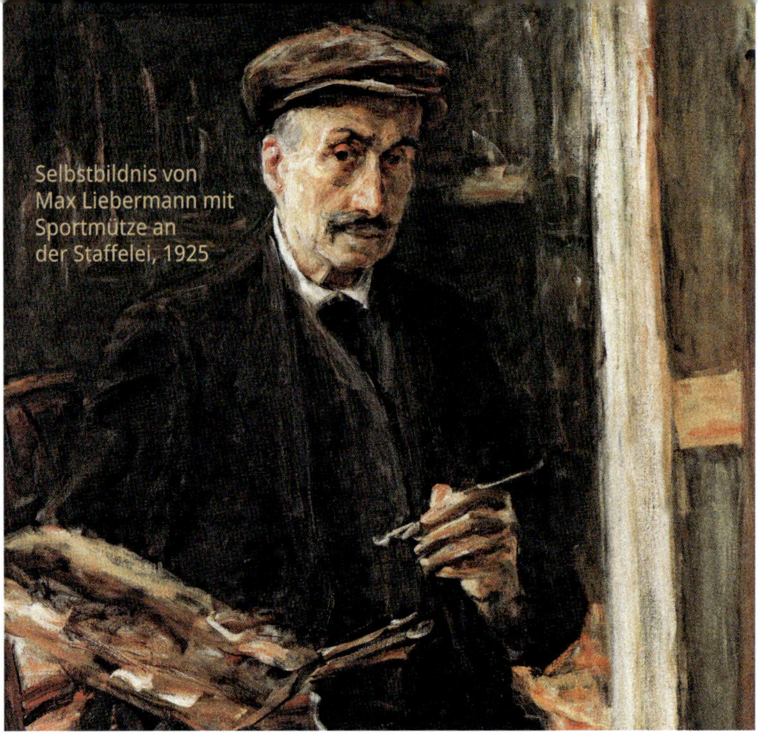

Selbstbildnis von Max Liebermann mit Sportmütze an der Staffelei, 1925

würde, noch bevor das Jahr zu Ende ging.« Außerdem bestand er darauf, dass sich die Familie vor jedem Ausflug, so kurz er auch sein mochte, in einem Raum zusammensetzen und eine Minute lang schweigen musste, weil sonst etwas Schlimmes passieren könnte. Auch das gehört sicherlich in die Kategorie des Aberglaubens. Aber für den lebensverlängernden Effekt von Ritualen ist es letzten Endes egal, aus welchem Motiv sie gespeist werden. Und sie unterfütterten offenbar auch Picassos gewaltige Kreativität. Als er am 10. April 1973 an einem Herzinfarkt starb, hinterließ er fast 2000 Gemälde, über 7000 Zeichnungen und mehr als 1200 Skulpturen.

Picassos Künstlerkollege Max Liebermann war demgegenüber frei von Aberglauben, doch in seiner Alltagsgestaltung nicht minder ritualisiert – und vor allem auch strikt organisiert. Jeden Morgen verließ er um 10 Uhr das Wohnhaus, um sich in sein Atelier zurückzuziehen und dort stets nach gleichem Muster zu arbeiten. Punkt 18 Uhr kehrte er nach Hause zurück. »Ich bin in meinen Lebensgewohnheiten der vollkommene Bourgeois«, lästerte er über sich selbst. »Ich esse, trinke, schlafe, gehe spazieren und arbeite mit der Regelmäßigkeit einer Turmuhr.« Liebermann wurde fast 88 Jahre alt, sein Werk war ähnlich umfangreich wie das Picassos.

Auch der Komponist Richard Strauss gestaltete seinen Schaffenszyklus mit der Präzision eines Uhrwerks, und für längerfristige Planungen orientierte er sich an den Jahreszeiten: Im Frühjahr und Sommer sah er die ideale Zeit zum Komponieren, während den kalten Monaten das Dirigieren vorbehalten war. Ansonsten ging er täglich zweimal für längere Zeit spazieren, egal, ob es draußen regnete oder schneite. Als Hobby pflegte er das Skatspiel, obwohl seine Frau Pauline ihn und seine Spielgefährten als »Lumpen-Skat-Brüder« beschimpfte. Sein zentraler Lebensinhalt war jedoch die Arbeit. Seine Überzeugung: »Von vieler Arbeit ist noch nie ein Mensch krank geworden, wenn er sonst solid und vernünftig gelebt hat – und das

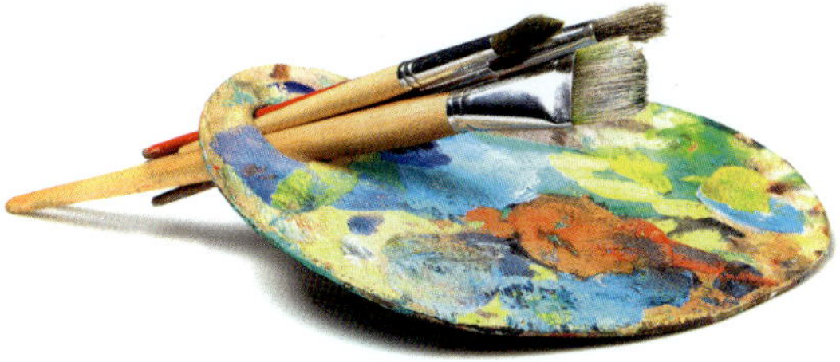

tue ich ja.« Das Rauchen gab er allerdings erst als 75-Jähriger auf, was ihm, wie er einmal sagte, vorübergehend »eine Saulaune« bescherte. Was nur ein weiterer Beleg dafür ist, dass man mit einem disziplinierten, strukturierten und – wenn es sein muss auch gegen den Ehepartner – konsequenten Alltag bis zu einem gewissen Grad die Nachteile des Tabakkonsums aufwiegen kann. Strauss starb im Alter von 85 Jahren. Er hinterließ über 250 musikalische Werke, von denen 61 für großes Orchester geschrieben waren.

Der amerikanische Ukulelenspieler Bill Tapia gab erst mit 87 Jahren das Rauchen auf – und trotzdem wurde er 103 Jahre alt. Klar, sein Werk kann man nicht unbedingt mit dem von Richard Strauss vergleichen, schon allein deswegen, weil er hauptsächlich als Livemusiker und nicht als Komponist arbeitete. Doch er trat immerhin mit Billie Holiday, Louis Armstrong und Bing Crosby auf, die er um viele Jahrzehnte überlebte. Als Haupt-

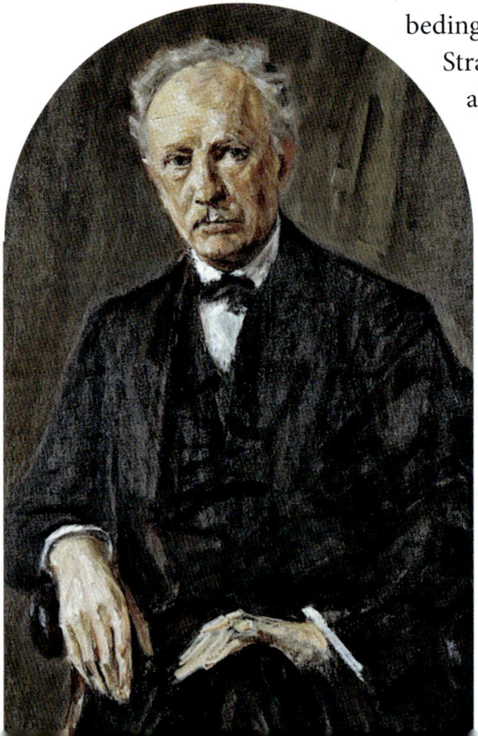

Richard Strauss porträtiert von Max Liebermann, 1918

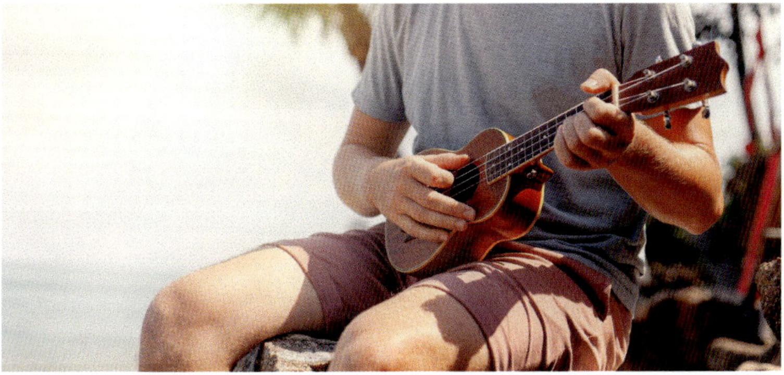

ursache für sein hohes Alter sah er die Tatsache, dass er niemals aufgehört hat, an seinem Instrument zu lernen: »Ich ging mein Leben lang in die Ukulelenschule, mit all den üblichen Dingen, die man so als Schüler zu tun pflegt.« Wie etwa frühes Aufstehen, Neugierde und diszipliniertes Arbeiten, aber eben auch genügend Pausen. Seinen Führerschein gab Tapia als 100-Jähriger zurück, weil seine Sehkraft zu stark nachgelassen hatte. Doch dafür gab er bis zuletzt Konzerte. Er entschlief am 2. Dezember 2011, einen Monat vor seinem 104. Geburtstag.

Nur wenig später, am 24. Dezember, starb der holländische Sänger und Schauspieler Jopi Heesters im Alter von 108 Jahren, was ihn vermutlich zum ältesten Musiker aller Zeiten machte. Als Ursachen seines hohen Alters bezeichnete er in einem Interview »Disziplin, ein gesundes Leben und die positive Einstellung, dass ich mich selbst als glücklichen Menschen sehe – auch wenn ich mich manchmal etwas einsam fühle.«

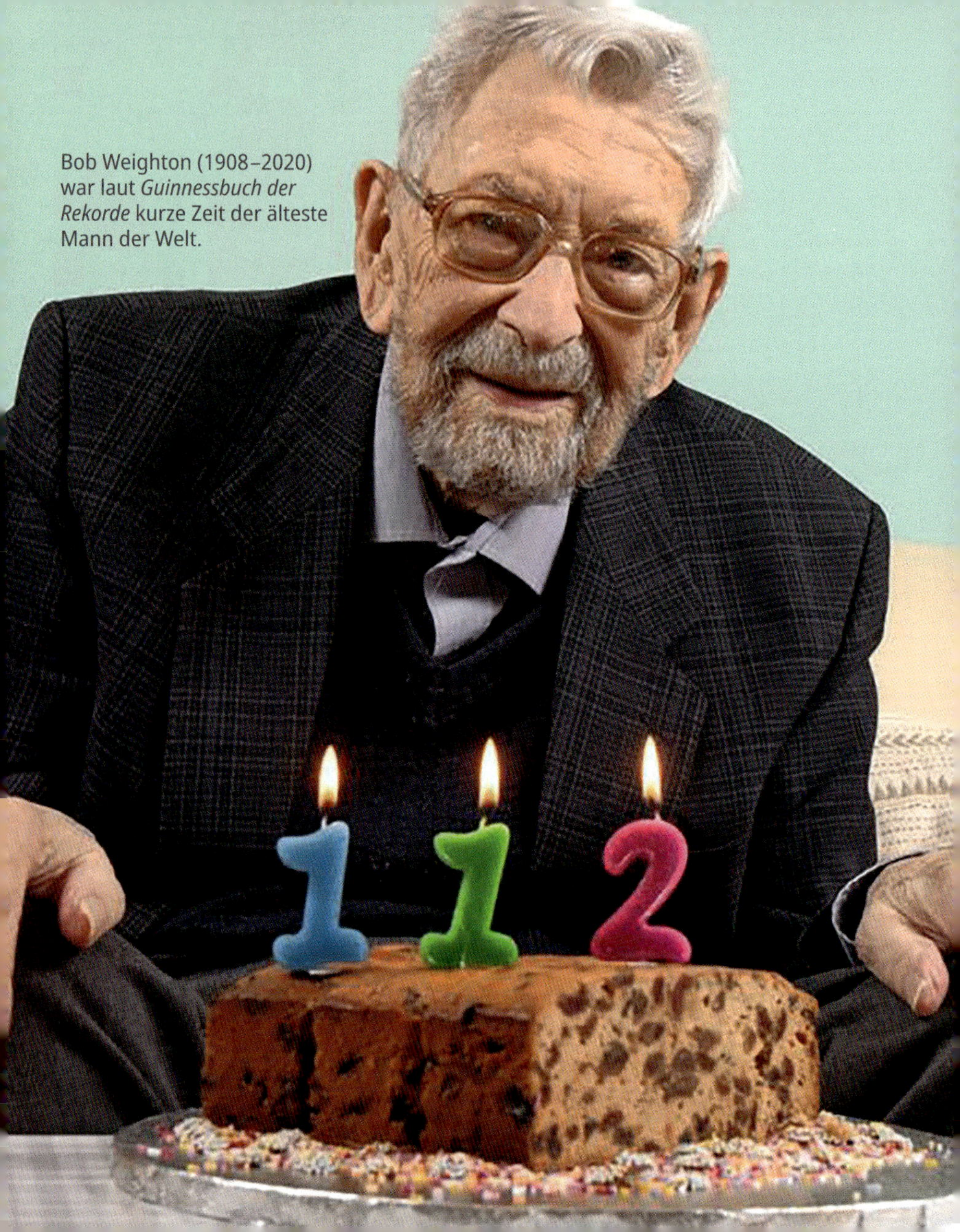

Bob Weighton (1908–2020) war laut *Guinnessbuch der Rekorde* kurze Zeit der älteste Mann der Welt.

Methusalem heute – von Arles bis Okinawa

Zu der Zeit von Kant und Goethe war es noch sehr ungewöhnlich, wenn ein Mensch über 80 Jahre alt wurde. Das ist heute – zumindest in den Wohlstandsländern – nicht mehr so, weil sich dort mittlerweile neben den hygienischen und medizinischen auch die Arbeits- und Ernährungsverhältnisse zum Positiven verändert haben. Heute hört man, wenn jemand mit 72 Jahren gestorben ist, eher ein wenig Mitleid, nach dem Muster: »So deutlich vor 80? Das ist aber schade. War er krank?«

Was sich gegenüber früheren Zeiten allerdings nicht geändert hat, ist, dass die Lebensspanne – unabhängig von Tragödien wie Krankheiten und Unfällen – sehr stark variiert. Fassungslos reagierte die Öffentlichkeit hierzulande, als im Oktober 2020 der allseits beliebte Politiker Thomas Oppermann starb, im Alter von gerade mal 66 Jahren. Und noch wenige Monate zuvor hatte man vom Ableben Bob Weightons gehört, dem seinerzeit ältesten Mann der Welt. Der ehemalige Lehrer und Ingenieur aus dem englischen Hampshire war 112 Jahre alt geworden, fast ein halbes Jahrhundert älter als Thomas Oppermann. Woher kommen solche Unterschiede? Und Bob Weighton war ja noch nicht einmal der älteste Mensch, der jemals gelebt hat.

Das lange, unspektakuläre Leben der Mademoiselle Calment

Tolstoi beendete gerade seine *Anna Karenina* und Paris sollte wenig später die Uraufführung von Bizets *Carmen* erleben, als Jeanne Calment am 21. Februar 1875 in Arles geboren wurde. Ihre Kindheit und Jugend verliefen unspektakulär, das Aufregendste war eigentlich noch das Zusammentreffen mit Vincent van Gogh, der im Fabrikladen ihres Onkels ein paar Bleistifte kaufen wollte.

Jeanne sollte ihre Geburtsstadt niemals verlassen, sie blieb in Arles bis zu ihrem Tod – und war auch dort ausgesprochen ortstreu. »Sie hatte lediglich drei unterschiedliche Adressen«, berichtet Jean-Marie Robine vom französischen Max-Planck-Institut für Demografie. »Vom Geburtshaus in der Rue du Roure ging es nach der Hochzeit zur Rue Gambetta und von dort schließlich ins Pflegeheim La Maison du Lac.« Für mehr als 122 Lebensjahre – Jeanne starb am 4. August 1997 – sind das ziemlich wenige Stationen.

Ihr eher stationäres Leben hatte auch damit zu tun, dass sie einer typischen Familie der französischen Bourgeoisie angehörte. Deswegen wurde sie auch im Alter von 21 Jahren mit einem Cousin verheiratet, der den größten Einkaufsladen der Stadt führte. Er verdiente genug, sodass er seiner Frau ein Leben in Wohlstand – mit Tennis, Schwimmen, Klavierspiel und Opernbesuchen – bieten konnte. Jeanne musste nur hin und wieder mal im Laden aushelfen. Das Ehepaar hatte nur ein einziges Kind: eine Tochter namens Yvonne. Diese starb im Alter von 36 Jahren an einer Lungenentzündung. Jeanne versorgte daraufhin deren Sohn, der allerdings bei

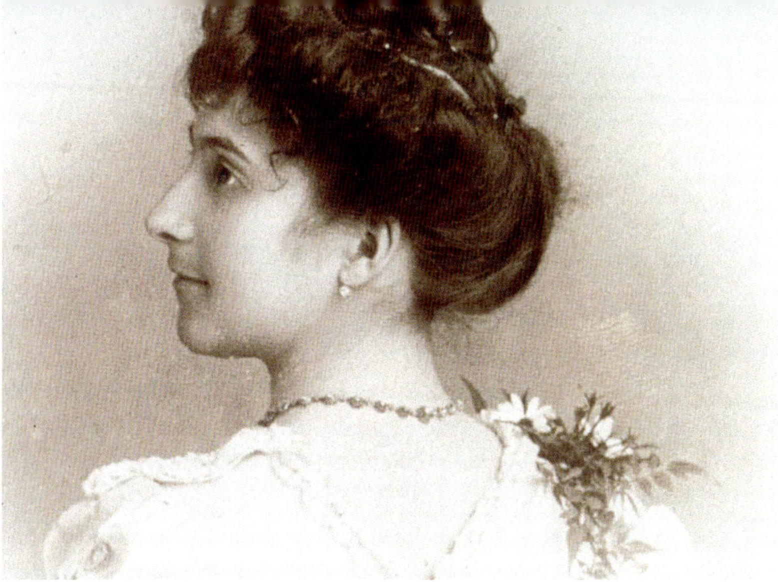

Jeanne Louise Calment im Alter von 20.

einem Autounfall ebenfalls im Alter von 36 Jahren ums Leben kam. In ihrem Umfeld gab es durchaus auch den frühen Tod.

Genetisch war sie allerdings mit einer gewissen Langlebigkeit ausgestattet: Ihr Vater starb mit 93, ihre Mutter mit 86 Jahren, und ihr Bruder brachte es sogar auf 97 Jahre. Auch ihr Ehemann wurde mit 73 Jahren für damalige Verhältnisse recht alt, und er hätte sogar noch älter werden können, wenn er nicht eine Portion verdorbener Kirschen verputzt hätte.

Nach dem Ableben des Mannes holte Jeanne zunächst ihren Bruder zu sich, der sich jedoch schon bald – immerhin schon über 85 Jahre alt – ins Altersheim verabschiedete. Seine jüngere Schwester hingegen war fit genug, um noch weiter auf eigenen Füßen zu stehen. Allerdings gingen ihr als 90-Jährige langsam die

Geldreserven aus, die ihr der Gatte hinterlassen hatte. Also verkaufte sie ihr Appartement in der Rue Gambetta an einen Rechtsanwalt, der ihr dafür neben dem lebenslangen Wohnrecht eine stattliche Rente von monatlich 2500 Franc zugestand. Für den Juristen schien das ein Handel mit kalkulierbarem Risiko zu sein: Wie lang sollte eine 90-Jährige wohl noch Rente kassieren können?

Es kam jedoch anders. Der Anwalt starb mit 77 Jahren an Krebs, ohne das Ende seiner Verpflichtungen erleben zu dürfen, und nach seinem Tod musste seine Witwe die Rentenzahlungen fortsetzen. Als Jeanne Calment mit 110 Jahren endlich ins Altersheim ging, hatte sie fast den dreifachen Wert der Immobilie kassiert. Was wieder einmal zeigt, dass Langlebigkeit nicht nur ein Segen, sondern auch ein ziemlich teures Projekt werden kann – in diesem Fall allerdings für andere.

Es ist schon sehr viel darüber spekuliert worden, wie Jeanne Calment so unglaublich alt werden konnte. Dabei wurde natürlich auch ihr Erbgut thematisiert. Und in der Tat: Schaut man sich die Fotos der Frau aus den unterschiedlichen Lebenszyklen an, fällt auf, dass

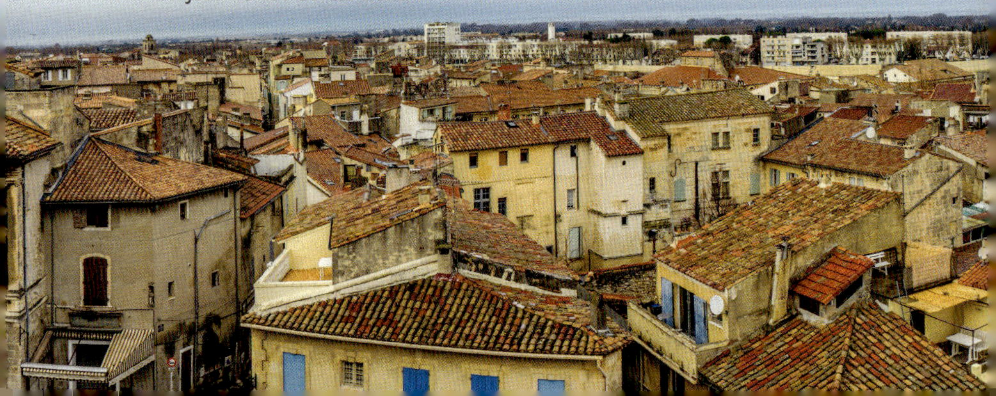

Die Stadt Arles in der Provence ist die Heimatstadt von Jeanne Louise Calment.

sie zwischen dem 20. und 60. Lebensjahr kaum alterte und ihre Gesichtszüge fast unangetastet glatt blieben, als hätten ihre Zellen von innen – sprich: von den Genen – einen Befehl zum Alterungsstopp erhalten. In späteren Jahren änderte sich das jedoch. Da gruben sich tiefe Furchen durch Jeannes Antlitz, als hätte sie nicht in der Behaglichkeit der französischen Bourgeoisie, sondern in der Höhensonne Tibets gelebt.

Außerdem liefern die genetischen Familienvorgaben nur eine begrenzte Erklärung für Jeannes extrem spätes Sterbealter. Denn auch wenn Mutter, Vater und Bruder recht alt wurden – keiner von ihnen wurde älter als 100 Jahre, während ihre Tochter beziehungsweise Schwester diese magische Grenze um immerhin 22 Jahre überschritt, was bei den meisten mehr als ein Viertel ihres Lebens ausmacht. Man sollte also auf Jeannes Lebensstil schauen. Doch selbst der war nicht gerade vorbildlich. »Sie tat nie irgendetwas, das besonders günstig für ihre Gesundheit gewesen wäre«, berichtet Altersforscher Robine. Jeanne war weder eine begeisterte Sportlerin noch achtete sie auf Ernährung und Körpergewicht. Sie

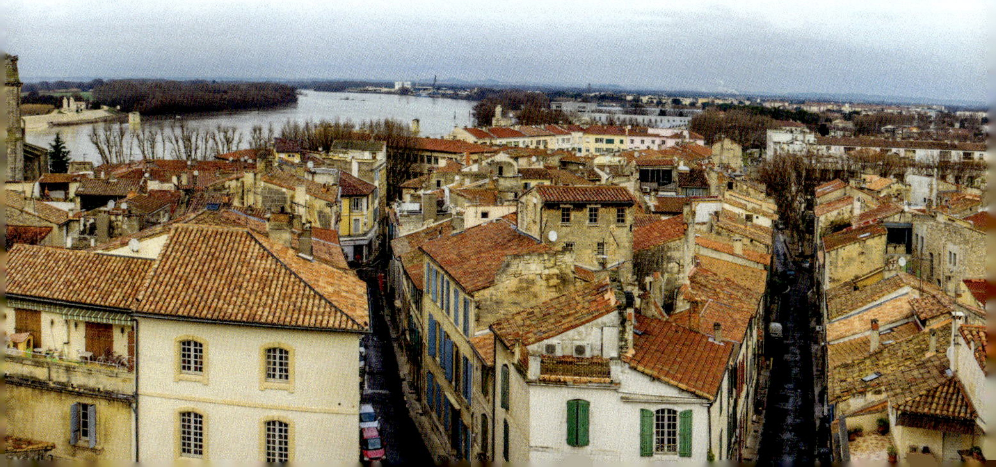

selbst führte zwar ihren gelegentlichen Portwein- und reichhaltigen Olivenölkonsum als Grund für ihr hohes Lebensalter an, doch das praktizieren in Südfrankreich eigentlich alle. Mit 100 Jahren fuhr sie zwar noch Fahrrad, doch das tat sie nicht aus Überzeugung oder sportivem Tatendrang, sondern weil sie es immer schon so gemacht hatte. Dafür griff sie voller Überzeugung zur Zigarette, wenn auch nicht als Kettenraucherin. Erst mit 119 Jahren verabschiedete sie sich vom Tabak. Nicht etwa, weil sie das Rauchen dann endlich für schädlich hielt. Ihre Sehkraft hatte mittlerweile dermaßen nachgelassen, dass sie sich selbst keine Zigarette mehr anzünden konnte – und sie war zu stolz, um andere darum zu bitten.

Damit sind wir auch schon bei einem Punkt, der vermutlich entscheidend für Jeannes extremes Lebensalter war. Nämlich ihr unverrückbarer Wille, so lange wie möglich autark zu bleiben. Sie blieb bis zu ihrem 110. Lebensjahr in ihrem Appartement und zog nur deshalb ins Heim, weil sie einmal beim Kochen wegen ihrer schlechten Augen fast die Küche abgefackelt hätte.

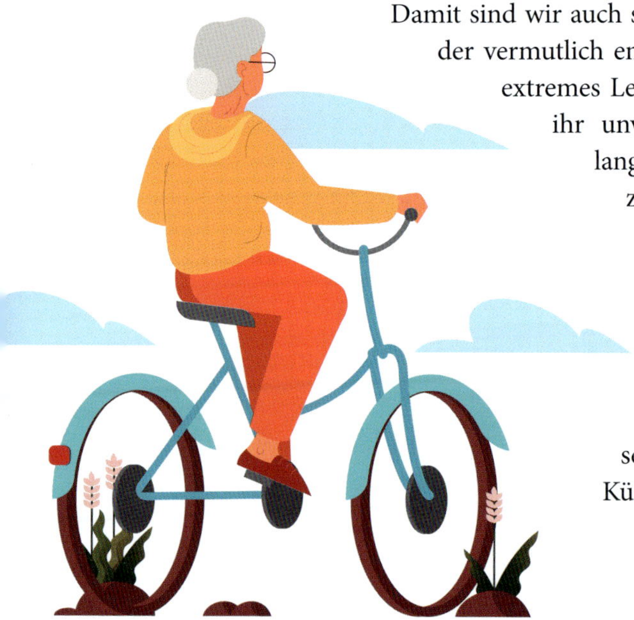

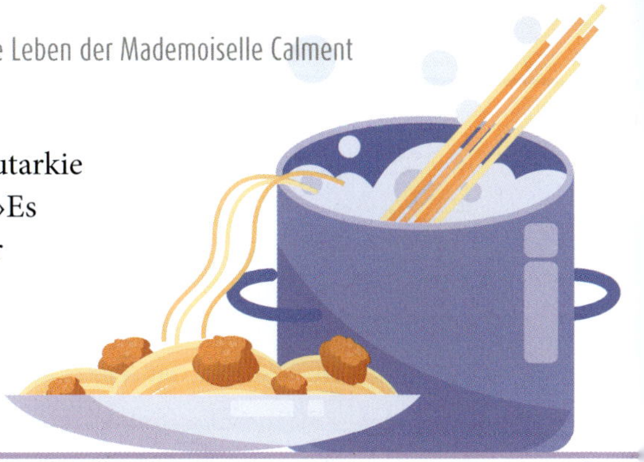

Zu Jeannes Willen zur Autarkie gehörte auch ihre Resilienz. »Es hat keinen Sinn, sich über etwas zu grämen, das man nicht ändern kann«, sagte sie einmal. Es gibt Menschen, die bergeweise buddhistische Literatur wälzen müssen, um auf diesen Satz kommen. Bei Jeanne kann man wohl davon ausgehen, dass er schon immer ihrer persönlichen Lebenshaltung entsprach. Als sie sich im Alter von 115 Jahren zwei Knochenbrüche in den Beinen zuzog, setzte sie sich ohne Murren und Jammern in einen Rollstuhl. Am Ende konnte sie kaum noch sehen und nur noch mäßig hören, was sie zwar »ärgerlich« fand, aber nicht zum Verzweifeln.

Auch Schicksalsschläge wie die Verluste von Tochter, Enkelsohn und Ehemann trieben Jeanne weder in die Isolation noch in die fatalistische Abhängigkeit von jemand anderem, stattdessen lenkte sie ihren Blick weiter nach vorn. Nach dem Tod der Tochter nahm sie deren Enkelsohn, nach dem des Mannes ihren Bruder zu sich. Das ist nichts Spektakuläres, aber es zeigt zum einen, dass Jeanne sich nicht unterkriegen ließ, zum anderen, dass ihr die Sorge um andere wichtiger war als das Klagen über das eigene Leid.

Diese Einstellung, sich selbst zu reduzieren und erst den anderen Menschen im Blick zu haben, war übrigens auch eine Quelle für jenen trockenen Humor, den Jeanne bis ins hohe Alter an den Tag legte. Als ihre Heimatstadt zu einem ihrer späten Geburtstage eine Feier ausrichtete, verabschiedete sich einer der Gäste mit der wenig galanten Floskel: »Bis nächstes Jahr, vielleicht.« Worauf Jeanne trocken konterte: »Warum nicht? Du siehst doch gar nicht so schlecht aus.«

Das Bemühen um Autarkie führt freilich oft dazu, dass der betreffende Mensch bewährte Strukturen und Rituale seines Lebens auflöst, weil sie ihm das Gefühl geben, in einem Gefängnis aus ausdrücklichen oder unterschwelligen Vorschriften eingesperrt zu sein. Jeanne hatte damit jedoch keine Probleme. Sie hatte niemals das Bedürfnis, aus ihrer kleinen Welt in Arles ausbrechen zu wollen, nicht einmal den Wunsch nach einem Wohnungswechsel. In dieser Hinsicht war sie wie Harriet, die legendäre Schildkröte von Galapagos: Immer zufrieden, wo sie gerade war.

Auch der Alltag war bei Jeanne wenig abwechslungsreich. Sie hatte einen einzigen Mann in ihrem langen Leben, mehr nicht. Ihr Essen bestand, wie sie einmal einem Reporter mitteilte, »aus dem, was ich kochen kann«. Sie stand jeden Morgen um die gleiche Zeit auf und ging jeden Abend um die gleiche Zeit ins Bett, nahm immer zur gleichen Zeit ihre Mahlzeiten ein. Weil sie ja in ihrem Leben nie sonderlich arbeiten musste, hätte sich Jeanne eigentlich erlauben können, auch einmal von ihrem Tagesrhythmus abzuweichen, doch das tat sie nicht. Es ist eben nicht die regelmäßige Arbeit selbst, die zu einem langen Leben führt, sondern ihr disziplinierender Einfluss auf den Menschen. Jeanne Calment hatte das nicht nötig: Sie war auch ohne Arbeit diszipliniert genug. Wer das kann, muss nicht – wie etwa auf Sardinien, wo die meisten über 100-jährigen Männer der Welt leben – jeden Tag bis zu seinem Lebensende als Schafhirte auf den Wiesen stehen, um steinalt zu werden.

Turbulent wurde es in Jeannes Leben eigentlich erst, als sie aufgrund ihres Alters berühmt wurde. Doch auch das bewältigte sie mit ihrem trockenen Humor: »Ich habe 110 Jahre gewartet, um berühmt zu werden – und das werde ich jetzt auch ein wenig ausnutzen.«

Wo leben die ältesten Menschen?

Die Heimat Jeanne Calments gehört zwar mit 286 Über-100-Jährigen auf eine Million Einwohner zu der Spitzengruppe der Methusalem-Nationen, doch die meisten dieser extrem alten Menschen – nämlich über 700 auf eine Million! – leben auf Guadeloupe und Barbados, gefolgt von Uruguay (587), Martinique (580) und Japan (577). In Deutschland leben knapp 18 000 Bundesbürger

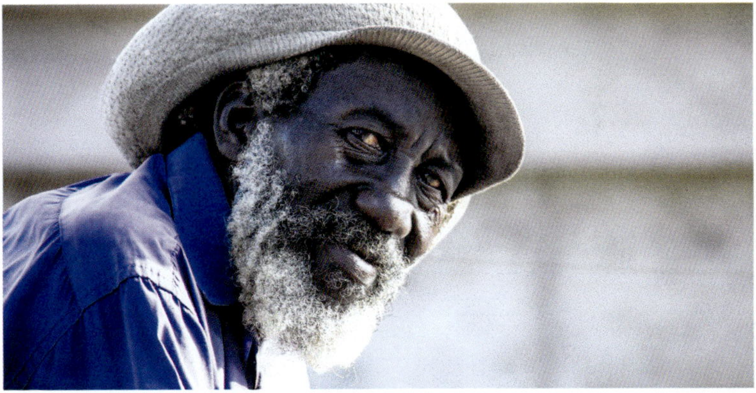

Alter Mann in Bridgetown, Barbados. Hier leben – gemessen im Verhältnis zur Einwohnerzahl – weltweit die meisten Über-100-Jährigen.

(Stand 2019), die ihren 100. Geburtstag begangen haben; das entspricht einer Quote von 220 pro einer Million.

Japan liegt zusammen mit der Schweiz und Andorra bei der durchschnittlichen Lebenserwartung auch ganz vorn: nämlich bei 83 Jahren. Und die Frauen der Pyrenäenrepublik kommen sogar auf 86,7 Jahre. Da können die USA und auch Deutschland mit 83,1 Jahren bei den Frauen und 78,2 Jahren bei den Männern nicht mithalten. Was deutlich macht, dass Hygiene und Medizin ab einer bestimmten Qualität keinen sonderlichen Einfluss mehr auf die Sterbequoten haben. So wird man in Andorra medizinisch keineswegs besser versorgt als bei uns, und in Japan müssen sich 476 Patienten einen Arzt teilen,

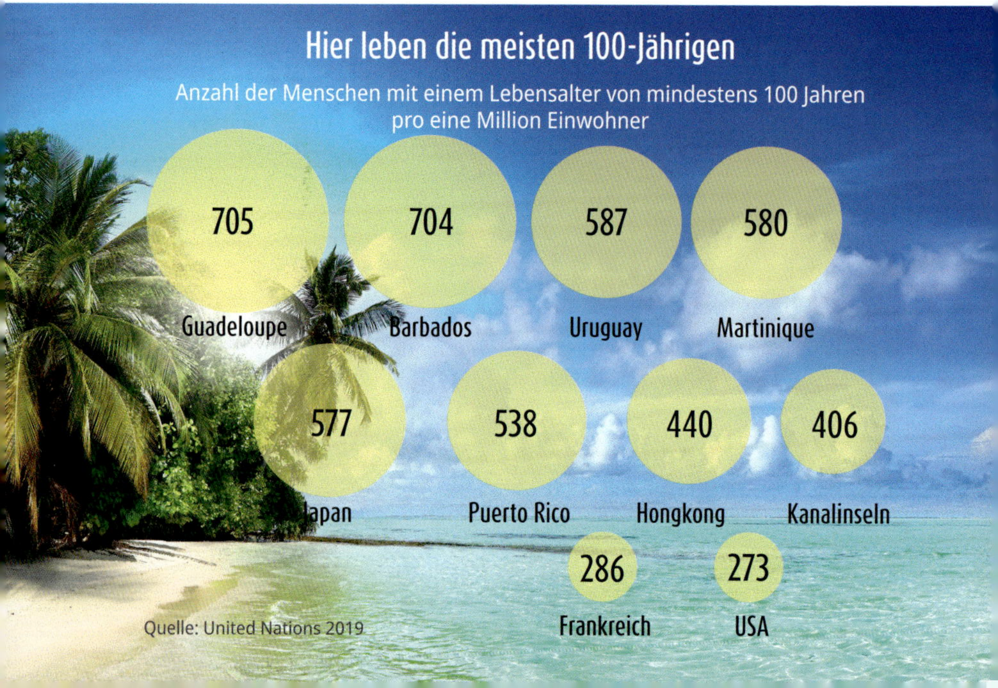

während es hierzulande nur 323 sind. Ab einem bestimmten Standard des medizinischen Versorgungsnetzes treiben offenbar andere Faktoren die Lebenserwartung eines Landes in die Höhe.

Einer davon ist sicherlich das Erbgut. So fällt auf, dass vor allem dort sehr viele Über-100-Jährige leben, wo die Gesellschaft in den letzten Jahrhunderten abgeschottet war und sich erst in letzter Zeit etwas geöffnet hat. Wie etwa – wegen der Höhenlage – in Andorra und der Schweiz oder – wegen der Insellage – auf Barbados, Okinawa und Sardinien. »Gesundes Altern wird nicht zuletzt vererbt«, erklärt Claudio Franceschi von der Universität in Bologna.[4] Und die Weitergabe der dafür zuständigen Gene, so der Altersforscher weiter, funktioniere umso verlässlicher, »wenn sie nicht durch andere Gene verdrängt werden«. Altersgene entstehen zwar durch zufällige Mutation, sodass sie in den Alpen und Pyrenäen nicht öfter aufkamen als in norddeutschen Hafenstädten. Aber sie wurden in den abgelegenen Bergregionen weniger durch Verbindungen mit anderen Menschen, die keine Altersgene hatten, »hinausgekegelt«. Und die Selektion im Sinne des »Survival of the Fittest« mischte hier nicht mit, weil es für den Arterhalt ohne Bedeutung ist, ob ein Mensch, nachdem er seinen Beitrag zur Fortpflanzung geleistet hat, 70 oder 90 Jahre alt wird.

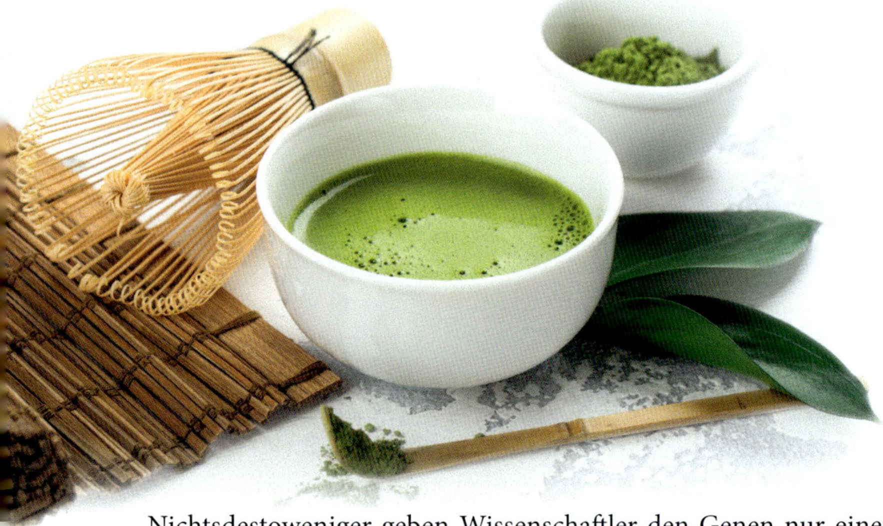

Nichtsdestoweniger geben Wissenschaftler den Genen nur einen Anteil von 30 Prozent an der Lebenserwartung. Was im Umkehrschluss bedeutet, dass 70 Prozent von Lebensumständen abhängen, die nicht genetisch determiniert sind. Und das offenbart auch ein Blick auf die Länder mit hohem Methusalem-Anteil. So sind Rauchen und Stress bekanntlich weitverbreitete Todesursachen, und Letzterer kommt in Andorra, Sardinien und Okinawa eher selten vor. In Sardinien und Frankreich trinkt man hingegen gerne Rotwein und in Japan grünen Tee – und diesen beiden Getränken wird eine lebensverlängernde Wirkung nachgesagt. Ebenso dem Fischverzehr, der insbesondere auf Inseln wie Okinawa, Sardinien und Barbados stark betrieben wird. In der Schweiz lebt man eher ländlich und nicht in hektischen und lärmenden Millionenmetropolen, wie man sie in vielen anderen Ländern Europas findet. Ganz zu schweigen davon, dass umgekehrt Sitzen, Bewegungsmangel und Übergewicht das Leben sehr stark verkürzen, sodass man gerade in den USA und vielen Gegenden Westeuropas – trotz allen medizinischen Fortschritts – nicht mit neuen Altersrekorden rechnen darf.

Ein langes und gesundes Leben hängt eben von vielen Faktoren ab, die durchaus beeinflussbar sind. Wir wollen nun über die sechs wichtigsten von ihnen sprechen.

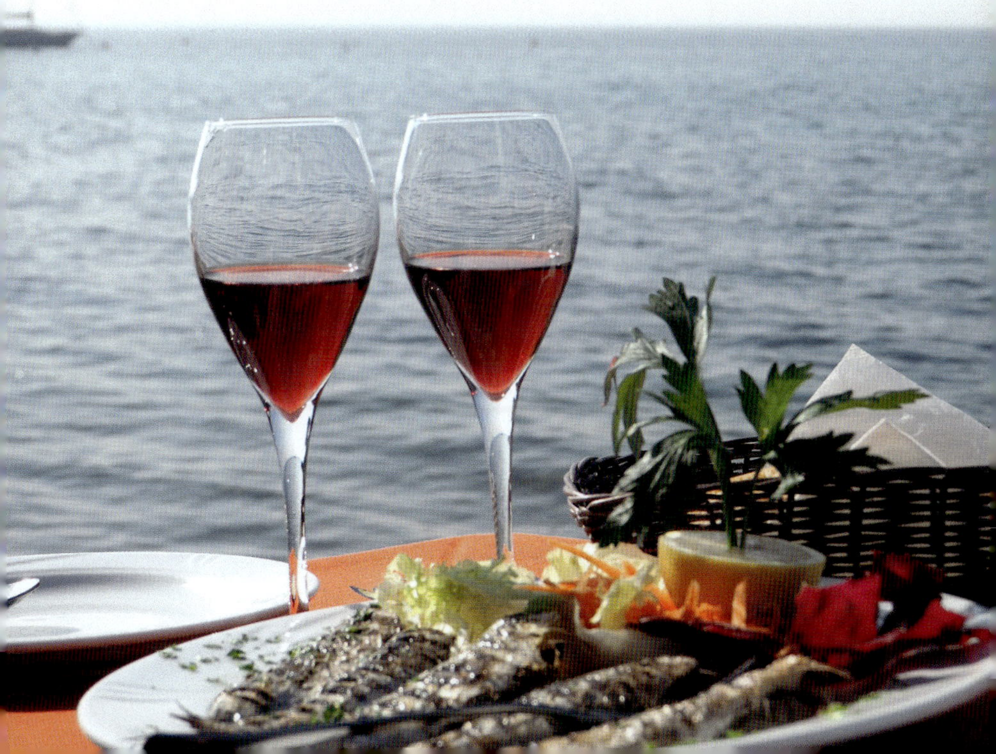

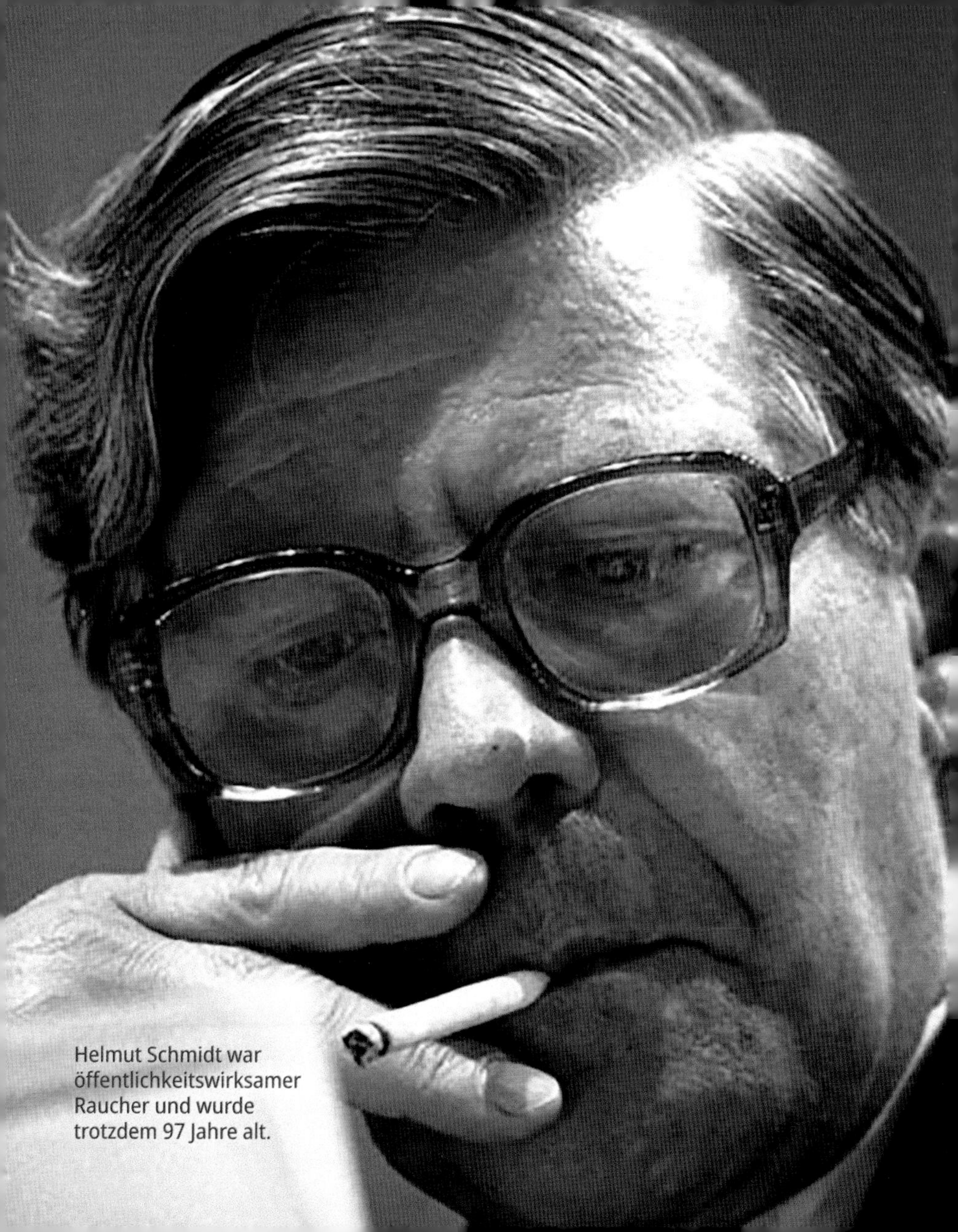

Helmut Schmidt war öffentlichkeitswirksamer Raucher und wurde trotzdem 97 Jahre alt.

Die sechs Pfade zu einem langen und gesunden Leben

Jenseits des Erbguts bestehen also für jeden von uns diverse Möglichkeiten, selbst etwas für die Verlängerung der eigenen Lebensspanne zu tun. Eine davon ist trivial, wird aber immer wieder gerne ignoriert: Finger weg von Zigaretten. Von Rauchern selbst wird zwar gerne argumentiert, dass es genug Menschen gebe, die trotz Tabakkonsum ein gesegnetes Alter erreicht hätten, wie etwa Loki und Helmut Schmidt, die beide über 90 Jahre alt wurden. Doch solche Beispiele sind rar. Die medizinische Statistik zeigt vielmehr: Rauchen kostet viele Lebensjahre.

Eine holländische Studie[5] im Auftrag des Gesamtverbandes der Deutschen Versicherungswirtschaft zeigt: Ein männlicher Raucher hat in Deutschland knapp 7 Jahre weniger zu leben als jemand, der nie eine Zigarette angerührt hat. Bei Frauen beträgt der Unterschied fast 6 Jahre. Für ihre Analyse hatten die Forscher zunächst Metastudien (zusammenfassende Analysen aus dem zur Verfügung stehenden Studienmaterial) analysiert, die für bestimmte Verhaltensweisen ein höheres Sterberisiko belegen. Und diese Werte wurden dann mit der allgemeinen Sterblichkeitsrate in Deutschland verknüpft.

Die lebensverkürzenden Effekte des Rauchens bestehen darin, dass es das Risiko für viele tödliche Erkrankungen fördert. So gehen rund ein Drittel aller Krebserkrankungen auf das Konto von Tabakqualm. Und bei den Organen, die mit dem Rauch direkt in Verbindung kommen, wie Mundhöhle, Kehlkopf und Lunge, sind es sogar bis zu 90 Prozent. Bei Rauchern unter 50 Jahren ist zudem die Gefahr eines Herzinfarkts achtmal höher als bei Nichtrauchern.

Wer also sein Leben verlängern will, sollte die Finger von Zigaretten lassen. Nichtsdestoweniger haben wir diesen Punkt nicht als einen der sechs Pfade zum langen Leben aufgelistet. Dafür gibt es vor allem zwei Gründe. Erstens, er ist trivial und prinzipiell auch den meisten Rauchern bekannt. Und zweitens, wer mit dem Rauchen aufhören oder gar nicht erst anfangen will, braucht dazu vor allem eines: Selbstdisziplin. Wie überhaupt dieser Aspekt bei den meisten lebensverlängernden Faktoren mit hineinspielt, haben wir ja auch an solchen Beispielen wie Kant und Goethe gesehen. Wir wollen daher mit ihm beginnen.

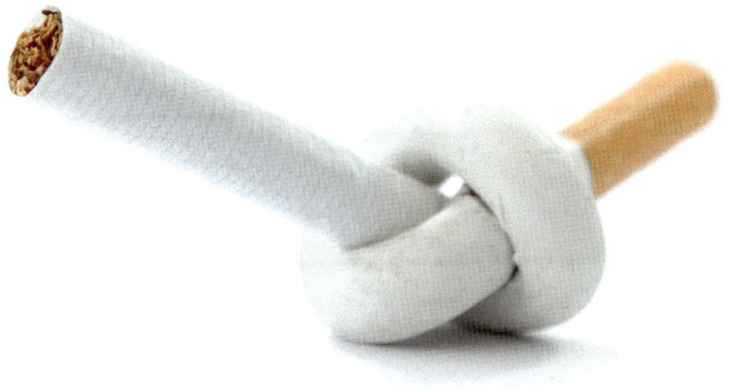

Was nach dem Rauchstopp passiert

Gesundheitliche Veränderungen nach der letzten Zigarette
(nach benötigter Zeit)

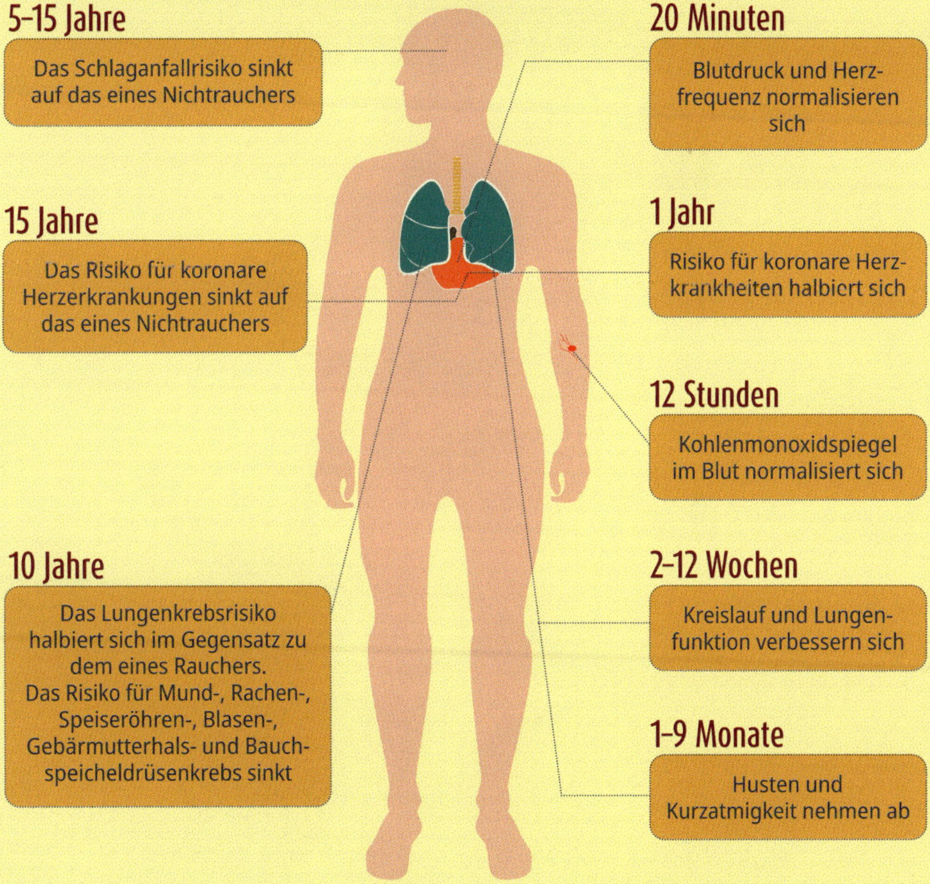

Quelle: World Health Organizaion (WHO)

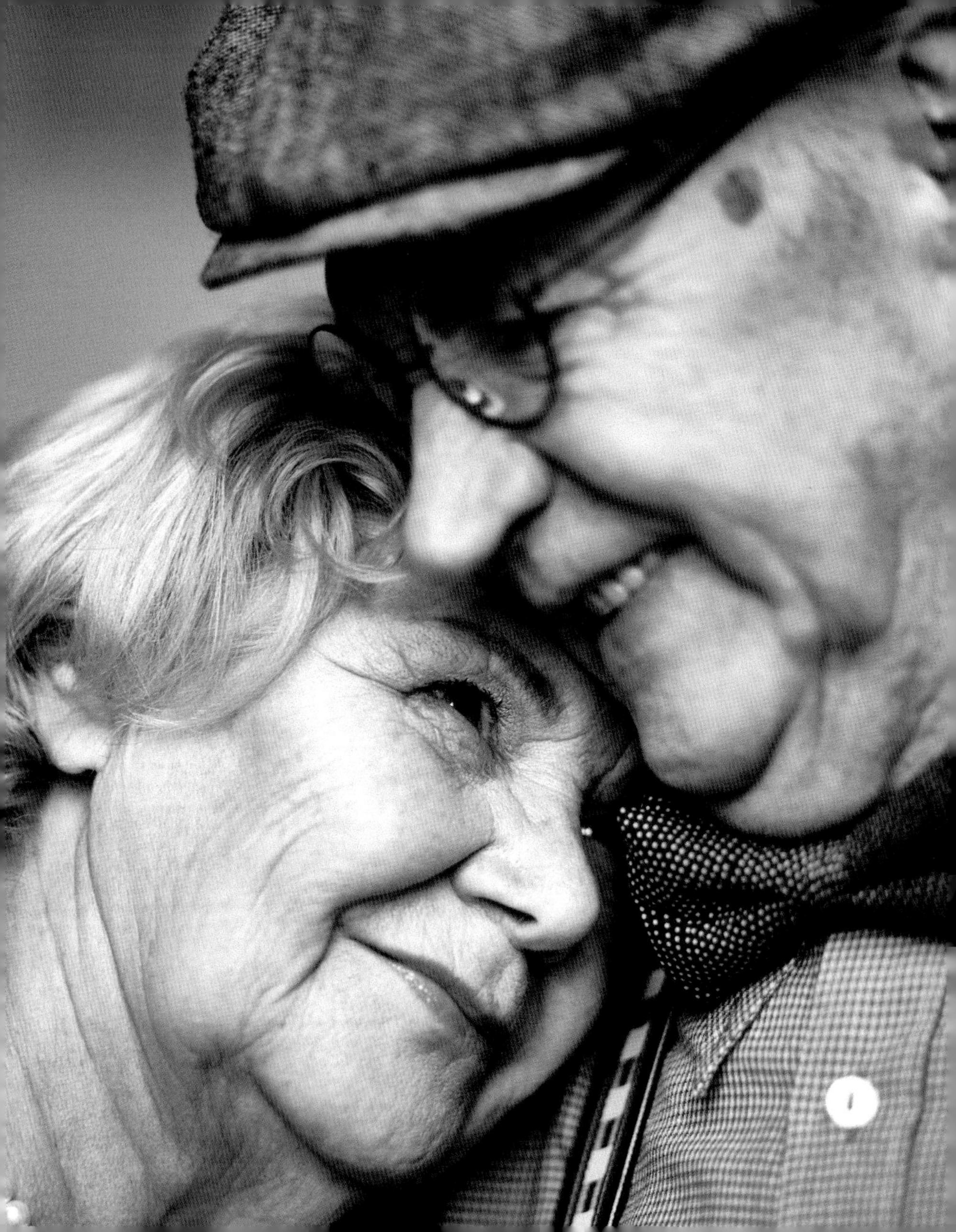

Pfad Nr. 1: Selbstkontrolle und Disziplin

Manchmal entstehen wichtige Erkenntnisse eben aus einem Zufall! Als im Jahre 1990 Howard Friedman und Leslie Martin von der University of California ein Forschungsprojekt übernahmen, bei dem seit 1921 die Daten von über 1500 Versuchspersonen gesammelt wurden, um einen Zusammenhang zwischen Gesundheit und Intelligenz herzustellen, erkannten sie schnell, dass diese Intention zum Scheitern verurteilt war. Denn die Probanden waren viel zu homogen. So waren sie allesamt hochintelligent, und sie stammten alle aus weißen, gut situierten Familien, sodass es keine Vergleichsgruppe gab, mit deren Hilfe man eine qualifizierte Aussage zum Zusammenhang von IQ und Gesundheit hätte treffen können. Doch die beiden Psychologen erkannten auch den entscheidenden Vorteil dieser Einschränkung: IQ und Sozialstatus waren nun nämlich keine Störgrößen mehr in dem Bemühen, mehr über die entscheidenden Faktoren der Lebenserwartung zu erfahren.[6]

In diesem Zusammenhang entpuppte es sich erst recht als ein Vorteil, dass die Studie über mehrere Jahrzehnte und Forschergenerationen lief. »Die besten Ergebnisse erhält man bei einer Untersuchung zur Lebenserwartung, wenn man die daran beteiligten Personen ihr ganzes Leben lang begleitet«, erklären Friedman und

Martin. Doch dazu reicht das einzelne Forscherleben nicht aus. Wenn etwa ein Proband bei Studienbeginn 10 Jahre alt ist und der Forscher 40, müsste Letzterer vermutlich über 100 Jahre alt werden, um sein Testobjekt bis zu seinem Tode beobachten zu können. Schwierig. Man kann sich daher leicht vorstellen, mit welcher Begeisterung sich zwei ambitionierte Lebenserwartungsforscher wie Friedman und Martin in ihr Forschungsprojekt gestürzt haben, das ihnen seit 1921 die Daten von etwa 1500 US-Amerikanern lieferte – also über Jahrzehnte hinweg.

Die Disziplin macht den Methusalem

2011 fassten die amerikanischen Forscher ihre Ergebnisse in einem Buch zusammen: *The Longevity Project – Surprising Discoveries for Health and Long Life from the Landmark Eight-Decade Study* (dt. *Die Long-Life-Formel*)[7]. Eine dieser *Surprising Discoveries* war die Entdeckung, dass Sport offenbar das Sterbealter kaum nach hinten verschiebt. »Diese Männer und Frauen aus den 1920ern waren Jahrzehnte vor der Erfindung von Joggingschuhen, Fitnesscentern und modischen Medizintests geboren worden, aber viele hatten ein langes und gesundes Leben«, so die Psychologen.

Heirat und Religiosität trugen ebenfalls nicht zwangsläufig zur Verlängerung des Lebens bei. »Manche Menschen haben das Gefühl, nicht fromm genug zu sein, und sie entschließen sich, mehr zu meditieren und zu beten«, bemerken Friedman und Martin. »Das gibt zwar vielen ein besseres Gefühl, aber unsere Ergebnisse zeigen keinen Zusammenhang zwischen dieser Praxis und einer erhöhten

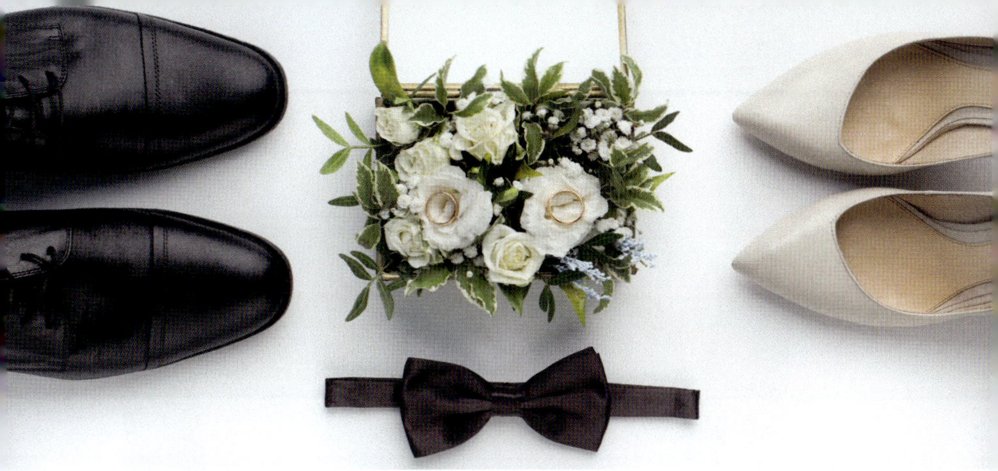

Gesundheit.« Und was die Ehe angeht: Männer leben kürzer, wenn sie eine Scheidung hinter sich bringen mussten. Doch wenn sie sich wieder verheiraten, zieht das ihre Lebenserwartung keineswegs wieder nach oben. Bei Frauen muss eine Hochzeit sogar als Hindernis und eine Scheidung umgekehrt als Pluspunkt auf dem Weg zur Langlebigkeit eingestuft werden.

Selbst Optimismus, der ja mittlerweile gerne als Garant einer guten Gesundheit gefeiert wird, ist nicht gerade ein lebensverlängernder Faktor. Pessimisten sterben zwar früher, doch das liegt daran, dass sie mehr Unfälle und Gewalt gegen sich erleben. »Schwarzmaler leben gefährlich«, warnen Friedman und Martin. »Sie begeben sich oft auf einen riskanten Lebensweg.« Was schon erstaunlich ist, weil man von einem Pessimisten eher wenig Risikofreude erwartet, weil er ja vieles für zwecklos hält und daher nur selten aktiv wird. Doch er zieht mit seiner Einstellung auch mehr Unglück und Gewalt auf sich. Nach dem Prinzip der selbsterfüllenden Prophezeiung: Wenn ich nur lang und intensiv genug mit dem Unheil rechne, kommt es

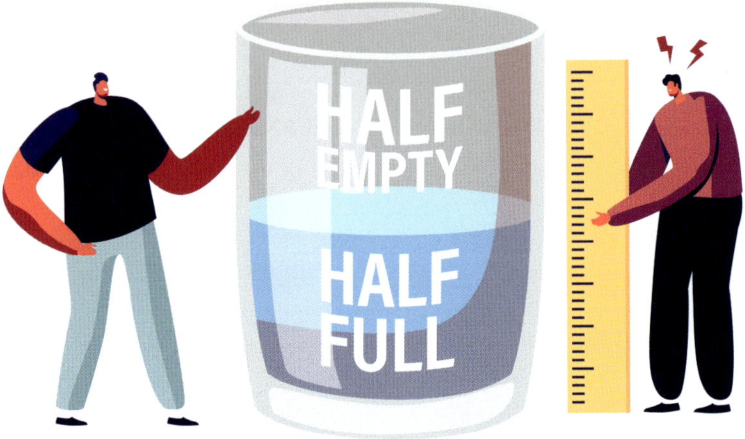

auch. Doch unabhängig von diesem Zusammenhang könnte man, wie die beiden Psychologen betonen, keinen Zusammenhang zwischen Optimismus und einem langen Leben herstellen.

Nachdem sie auch noch Unbekümmertheit, Liebe, Kontaktfreude, Fröhlichkeit und überdurchschnittliche Schulbildung als Ursachen für ein langes Leben ausgeschlossen hatten, wurden Friedman und Martin schon unsicher, ob sie überhaupt noch einen Faktor finden würden, der zuverlässig in ein langes Leben führt. Sie überprüften noch einmal die alten Fragebögen, denn in den 1920ern war man ja in der Persönlichkeitsanalyse nicht so weit wie heute.

Dabei schälte sich nun ziemlich klar heraus, was wirklich zur Lebensverlängerung beiträgt: Disziplin und Gewissenhaftigkeit. »Wer sparsam, beharrlich, detailorientiert und verantwortungsvoll ist, lebt am längsten«, resümieren Friedman und Martin. »Gegen Ende des 20. Jahrhunderts waren 70 Prozent der männlichen und 51 Prozent der weiblichen Probanden gestorben – und es waren vor allem die Undisziplinierten, die das Zeitliche gesegnet hatten.« Zur Bestätigung dieser Einschätzung ließen die Wissenschaftler noch eine Metaanalyse zu dem Thema durchführen. Das heißt, man suchte per Computer sämtliche jemals publizierte Studien, die mit der Selbstdisziplin zusammenhängende Beschreibungsmerkmale – wie etwa Besonnenheit, Verantwortungsbewusstsein sowie Selbst- und Impulskontrolle – in Verbindung mit der Lebensdauer setzten.

Man fand immerhin zwanzig solcher Arbeiten, mit einer Gesamtzahl von etwa 9000 Probanden. Die jeweiligen Ergebnisse wurden zusammengefügt und dabei zeigte sich: Wer in der Diszipliniertheit besonders hohe Werte erreicht, ist tatsächlich in jedem gegebenen Alter am wenigsten durch den Tod gefährdet. Wobei hier ein besonderes Augenmerk auf »jedes gegebene Alter« zu legen

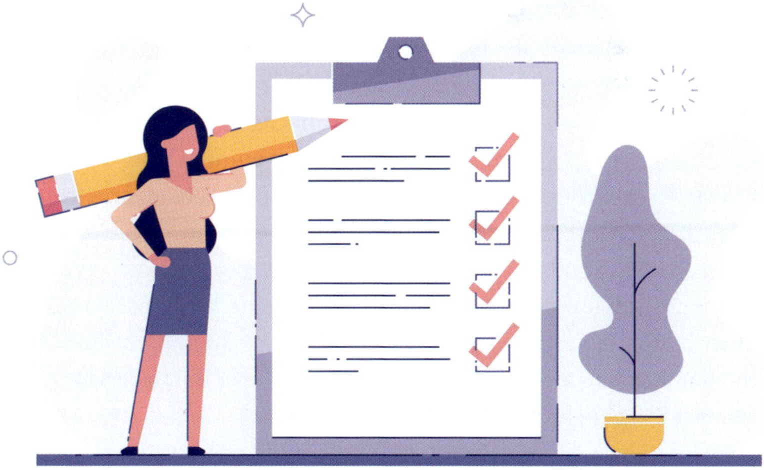

ist. Denn es heißt, dass Selbstdisziplin ein zuverlässiges Prognoseinstrument für das Lebensalter ist, egal, ob sie bei einem Schulkind, bei einem Erwachsenen oder bei einem Senior jenseits der 65 erhoben wird. Wenn Sie ein Kind haben, das Ihnen suspekt vorkommt, weil es in der Schule lieber gewissenhaft seine Pflichten erledigt, als mit seinen Mitschülern zu spielen, sollten Sie sich damit trösten: Es wird vermutlich steinalt. Und wenn Sie einen Opa haben, der mit 75 seine Angelegenheiten immer noch pünktlich und korrekt erledigt, anstatt es auf den Lorbeeren seines Alters lockerer angehen zu lassen, müssen Sie damit rechnen, dass dies wohl noch ein paar Jahre so weitergehen wird.

Neurotisch? Machen Sie sich keine Sorgen!

Eine Studie[8] des National Institute on Aging im amerikanischen Baltimore bestätigt die Ergebnisse des Longevity Project. Die US-Forscher analysierten die Daten von 1076 betagten Männern und Frauen über 65 Jahre, indem man sie zunächst mit einem speziellen Interviewbogen befragte, bei dem die sogenannten »Big Five« abgeklopft wurden, die fünf wesentlichen Persönlichkeitsmerkmale: Neurotizismus (emotionale Labilität), Extraversion (Nach-Außen-Gekehrtheit), Offenheit für neue Erfahrungen, soziale Verträglichkeit und Gewissenhaftigkeit. Jedes einzelne Merkmal wurde in einer 5-stufigen Skala erfasst. 5 Jahre später suchten dann Forscher die Senioren erneut auf, um zu schauen, wie es ihnen in der Zwischenzeit ergangen war.

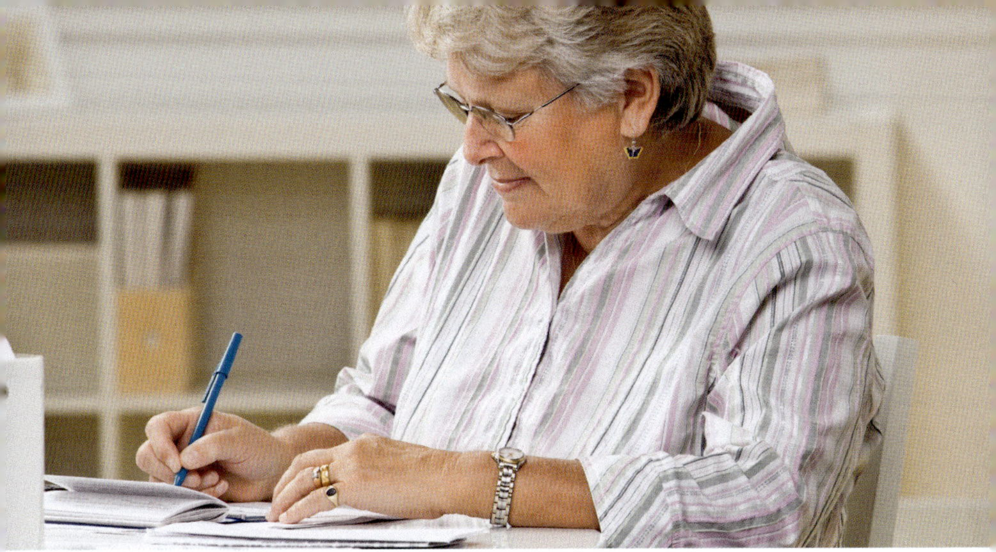

Es zeigte sich, dass bei der Gewissenhaftigkeit jeder Skalenpunkt oberhalb des Durchschnitts das Sterberisiko um 34 Prozent senkte. Kein anderes Persönlichkeitsmerkmal kam auf einen ähnlichen Wert. Verträglichkeit und – man höre und staune! – Neurotizismus kamen immerhin noch auf 21 Prozent, doch das liegt relativ gesehen immer noch weit hinter dem Wert der Gewissenhaftigkeit. »Unsere Studie zeigte eine unerwartete Überraschung und eine erwartete Bestätigung«, erklärt Studienleiter Alexander Weiss. »Die Überraschung war, dass neurotische Menschen relativ alt werden können; doch dafür unterstreicht sie die wesentliche Bedeutung der Selbstdisziplin für ein langes Leben.«

Bleibt die Frage, wie so etwas wie Neurotizismus lebensverlängernd sein kann. Dies liegt vor allem daran, dass er als Persönlichkeitsmerkmal ein ziemlich dehnbarer Begriff ist. Man kann ihn in einem weiteren Rahmen sehen, sodass auch Attribute wie Risikoscheu, Unsicherheit, Festhalten an bekannten Ritualen und starkes Unrechtsempfinden hineingeraten. Solche Merkmale aber können durchaus lebensverlängernd sein. So wird etwa ein risikoscheuer Mensch nicht bei Rot über die Ampel gehen, was sein Unfallrisiko erheblich reduziert, und er wird auch keine hochspekulativen Aktien kaufen, was ihm sehr viel Stress erspart.

Für unsere Belange ist es zudem von Bedeutung, dass selbst Zwangsneurosen durchaus zu den Attributen einer lebensverlängernden Disziplin und Ordnungsliebe passen können. Denn sie bedeuten in ihrem Kern nichts anderes, als dass jemand etwas immer und immer wieder tun muss, obwohl er es eigentlich gar nicht will. Das kann in einem chaotischen Umfeld enorm hilfreich sein, diszipliniert an einer Sache dranzubleiben. Oder auch, wenn der betreffende Mensch körperlich und psychisch weniger robust ist. So wäre der schwächliche, sensible Immanuel Kant wohl niemals zu einer

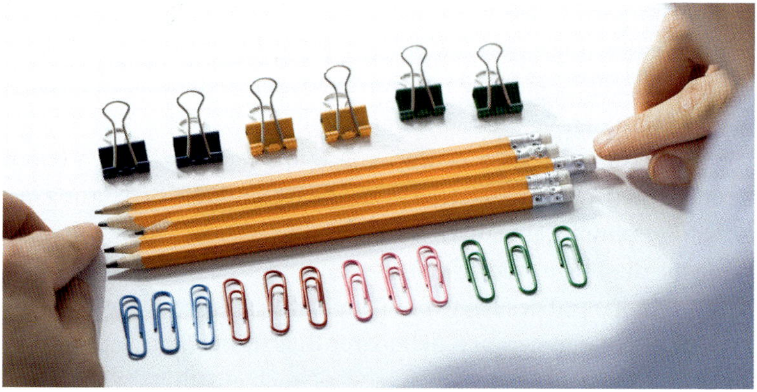

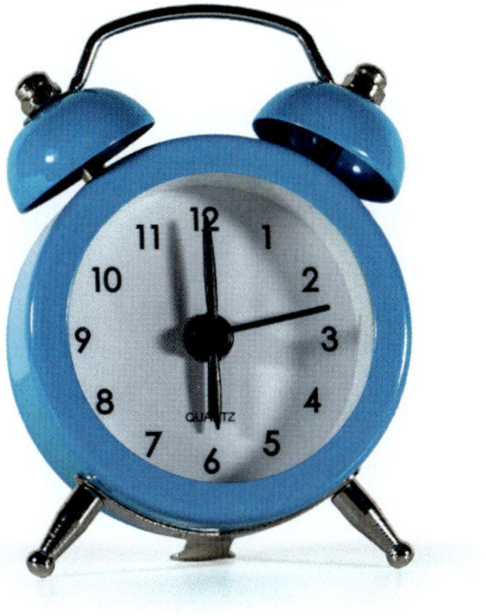

langlebigen Säule von Aufklärung und Weltgeschichte geworden, wenn ihm seine Zwanghaftigkeit nicht die Hartnäckigkeit und Energie dazu geliefert hätte. Wer jeden Tag zur gleichen Zeit durch Königsberg geht, sich jeden Abend auf die gleiche Weise ins Bett einrollt und jeden Morgen auf die gleiche Weise wecken lässt, zeigt sicherlich einige Merkmale einer handfesten Zwangsneurose, doch er bekundet damit auch einen Grad an Selbstdisziplin, der nicht nur die Aufklärung vorantreibt und eine mehrbändige Philosophie zustande bringt, sondern auch zu einem langen Leben verhilft.

Neurosen müssen also nicht zwangsläufig schwächen, sie können unter bestimmten Umständen auch stärken. Dann nämlich, wenn sie die Ordnung im Leben eines Menschen stabilisieren, an seinem »großen Wurf« mitarbeiten. Das ist beispielsweise der Fall, wenn jemand sich an der Universität nicht als Partygänger vergaloppiert, sondern stattdessen in sein Studium verbeißt. Oder dann, wenn man jeden Morgen um 6 Uhr aufsteht, obwohl man bereits in Rente gegangen ist. Wer sich hingegen in seinen Zwangsneurosen verzettelt und aufreibt, wird darin umkommen. Dann beispielsweise, wenn er zehnmal zurück in seine Wohnung rennt, um nachzuschauen, ob die Kaffeemaschine ausgeschaltet ist. Oder wenn er hartnäckig seiner Ex-Geliebten nachstellt, obwohl die nichts mehr von ihm wissen will. Solche Zwangsneurosen entziehen einem Menschen die Energie wie eine Zecke ihrem Wirt das Blut. Und das Schlimme daran ist, dass sie dies nicht nur dem Neurotiker selbst antun, sondern auch jenen, die mit ihm zusammenleben.

Krankheiten mögen keine Disziplin

Möglicherweise stellen Sie sich jetzt die Frage, ob es neben leicht neurotischer Gewissenhaftigkeit und Selbstdisziplin nicht zwangsläufigere und offensichtlichere Dinge gibt, die über die Lebenserwartung bestimmen. Wie sieht es denn beispielsweise aus mit schweren Krankheiten wie Diabetes, Krebs, Bluthochdruck und Depressionen? Führen sie den Tod nicht viel schneller und unbarmherziger herbei, als Disziplin und Gewissenhaftigkeit ihn in irgendeiner Weise zurückdrängen könnten?

Darauf gibt es prinzipiell zwei Antworten. Die eine lautet: Solche Erkrankungen verkürzen zwar das Leben, doch das tun sie umso mehr, je undisziplinierter ihr Besitzer ist. Jeder Arzt wird bestätigen, dass ein Krebspatient umso größere Chancen auf ein längeres Leben hat, je mehr er sich an die therapeutischen Vorgaben hält und sein Leben seiner Krankheit anpasst. Die andere Antwort lautet: Undisziplinierte Menschen leiden tatsächlich häufiger unter schweren und chronischen Erkrankungen. Die amerikanische Epidemiologin Renee Goodwin führte eine repräsentative Untersuchung zum Zusammenhang von Disziplin und Krankheitswahrscheinlichkeit durch.[9] Das Ergebnis fasst sie wie folgt zusammen: »Personen mit geringen Disziplinwerten neigen öfter zu klinischer

Depression und Angst, sie rauchen öfter und trinken mehr, und sie leiden öfter unter Ischias und Gelenkschmerzen. Außerdem erkranken sie öfter an Tuberkulose, Diabetes und Schlaganfällen.« Die Gründe dafür werden wir noch später diskutieren. Aber bis dahin halten wir fest: Selbst schwere und chronische Erkrankungen zeigen einen Zusammenhang mit der Disziplin.

Eine weitere Frage, die sich stellt: Was macht ein Mensch, dem Disziplin und Verlässlichkeit einfach nicht in die Wiege gelegt wurden? Muss er sich von vornherein mit seinem frühen Ableben arrangieren? Friedman und Martin betonen zwar, dass in ihrer Studie diejenigen am längsten lebten, die bereits im Kindesalter als disziplinierte Mini-Preußen in Erscheinung getreten waren und dies im Erwachsenenalter fortsetzten. Doch man hatte auch »ein paar wilde, ungebärdige Jungs«, die erst nach ihrem 40. Geburtstag ihr Leben in geregelte Bahnen brachten – und trotzdem später mit einem längeren Leben dafür belohnt wurden. Es lohnt sich also auch noch im reifen Alter der Umstieg vom Chaoten zum disziplinierten Selbstorganisator.

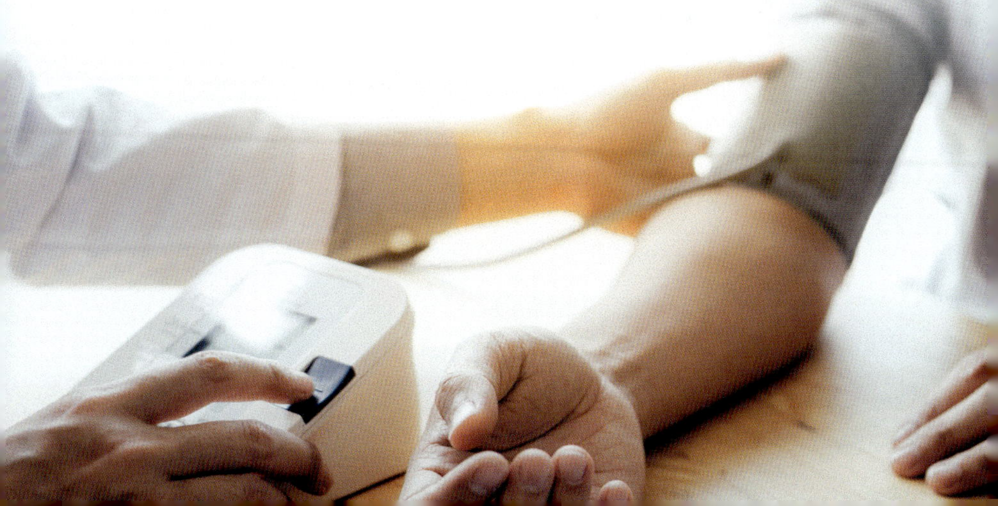

Selbstkontrolle schützt vor Corona-Stress

Neben vielen anderen führt auch die Corona-Krise zu massiven psychischen Folgen. Aber was hilft Menschen, gut durch diese Zeit zu kommen? Die Sinnforscherin Tatjana Schnell von der Universität Innsbruck und der Psychologe Henning Krampe von der Berliner Charité haben dazu eine Studie mit mehr als 1500 Menschen durchgeführt, die in Form von Online-Fragebögen zu verschiedenen Merkmalen der seelischen Gesundheit während der Corona-Krise im Jahr 2020 befragt wurden.[10]

Es zeigte sich: Menschen, die in ihrem Leben einen starken Sinn sahen, berichteten insgesamt von einer weniger starken psychischen Belastung. Und auch die Fähigkeit der Selbstkontrolle – die im Hinblick auf die Einhaltung der Lockdown-Maßnahmen eine wichtige Ressource darstellt – war dem psychischen Befinden zuträglich. »Beide, Sinnerfüllung und Selbstkontrolle, wirkten als eine Art Puffer: Sie schwächten den Zusammenhang zwischen COVID-19-Stress und psychischer Belastung deutlich ab«, so die Autoren der Studie.

Warum Rasieren das Leben verlängert

Betrachten wir nun näher, warum eigentlich Disziplin so gesund ist und für ein langes Leben sorgt. Die Antwort ist nicht immer einfach, da die Zusammenhänge nicht unbedingt offen zutage treten. Beginnen wir dazu mit einer Studie, die ein Forscherteam um Shah Ebrahim von der University of Bristol durchgeführt hat.[11]

Auf den ersten Blick hat nämlich auch diese Studie nur wenig mit Disziplin zu tun. Denn die Forscher analysierten das Rasierverhalten von knapp 2450 Männern und setzten es in ein Verhältnis zu der Gesundheit ihres Herz-Kreislauf-Systems sowie zu ihrer Sterblichkeit. Der Beobachtungszeitraum erstreckte sich über 20 Jahre, was schon ziemlich viele Rückschlüsse zulässt. Im Ergebnis zeigte sich, dass Männer mit einem unregelmäßigen Rasierverhalten mit 30 Prozent höherer Wahrscheinlichkeit an einem Herzinfarkt ster-

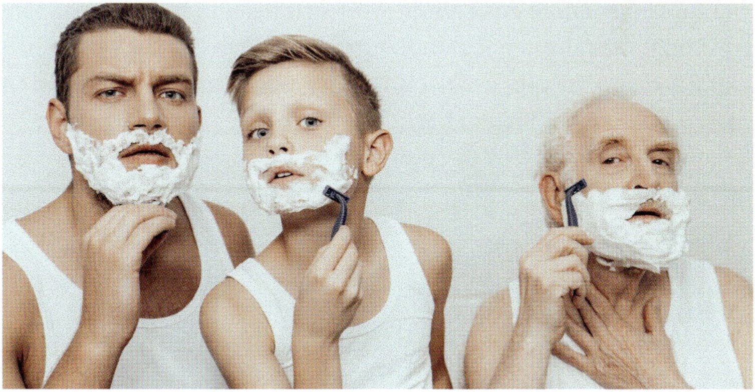

ben. Beim tödlichen Schlaganfall ist ihr Risiko sogar um 70 Prozent größer. Insgesamt starben in dem Beobachtungszeitraum über 45 Prozent der Gelegenheitsrasierer und nur 31 Prozent der Täglichrasierer. »Es ist schon ziemlich offensichtlich«, erklärt Studienleiter Ebrahim, »dass Männer mit unregelmäßigem Rasierverhalten ein höheres Sterberisiko haben.«

Doch warum ist das so? Eine potenzielle Erklärung könnten hormonelle Unterschiede sein. Denn wer einen niedrigen Testosteronspiegel und dafür mehr weibliche Hormone im Körper hat, dem wachsen weniger und auch dünnere Barthaare, sodass er sich auch nicht so oft rasieren muss. Man könnte dann logischerweise die verkürzte Lebenserwartung auf einen eher femininen Hormonhaushalt zurückführen. Doch bevor nun alle antimaskulinen »She-Men« und Weicheier in Panik verfallen: Die englischen Forscher fanden keinerlei Hinweise auf einen hormonellen Unterschied zwischen Gelegenheits- und Täglichrasierern, und auch der Bartwuchs war bei ihnen annähernd gleich. Wer sich regelmäßig die Barthaare trimmt, hat zwar öfter Sex und Orgasmen, doch das hat vermutlich einfach damit zu tun, dass er aufgrund seines gepflegten Äußeren mehr Chancen bei Frauen hat.

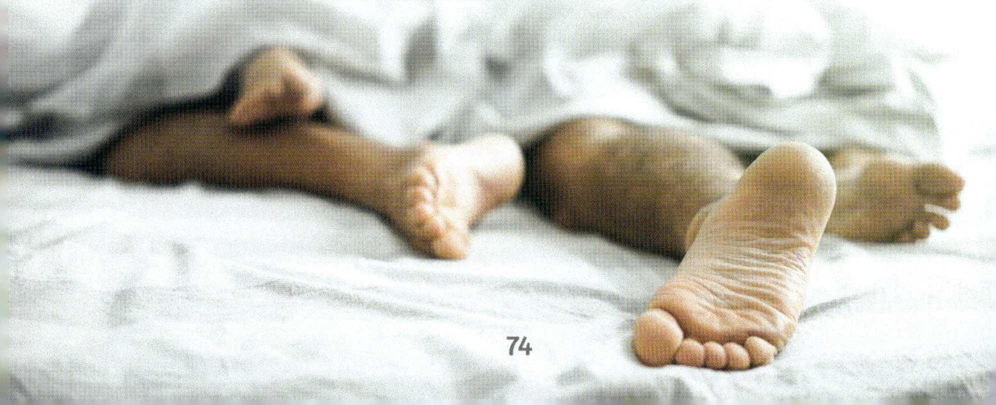

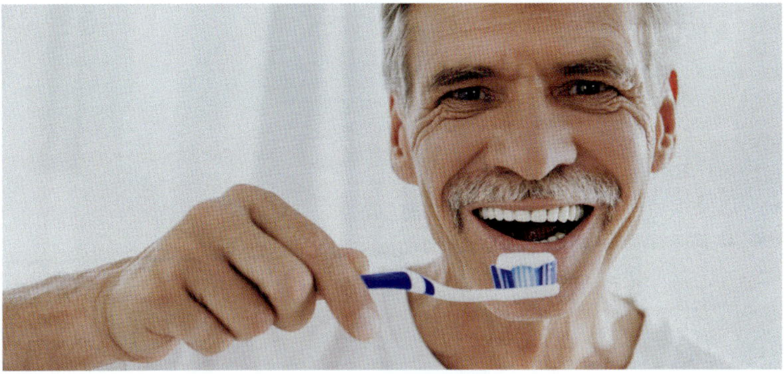

Die viel überzeugendere Erklärung für den lebensverlängernden Effekt des regelmäßigen Rasierens ist, dass es ein Indikator für die Gesundheitsdisziplin des betreffenden Menschen ist. Wer es schafft, jeden Morgen früh aufzustehen und sich zu rasieren, wird es auch eher schaffen, sich zweimal täglich die Zähne zu putzen und regelmäßig zur ärztlichen Routineuntersuchung zu gehen. Er wird sich auch eher zum Sport durchringen und nach dem Toilettengang stets die obligatorische Handwäsche hinter sich bringen. Die gleiche Disziplin, die man zum regelmäßigen Rasieren braucht, hilft eben auch beim Aufrechterhalten präventiver Gesundheitsmaßnahmen.

»Disziplinierte Menschen tun mehr, um ihre Gesundheit zu schützen«, erklärt Howard Friedman, der das bereits erwähnte Longevity Project fortgeführt hat. Sie bewegen sich mehr, achten auf Hygiene und gesunde Ernährung und gehen zum Arzt, wenn es sein muss. Und sie tun umgekehrt weniger, was sie krank machen oder sogar umbringen könnte. »Disziplinierte Menschen neigen

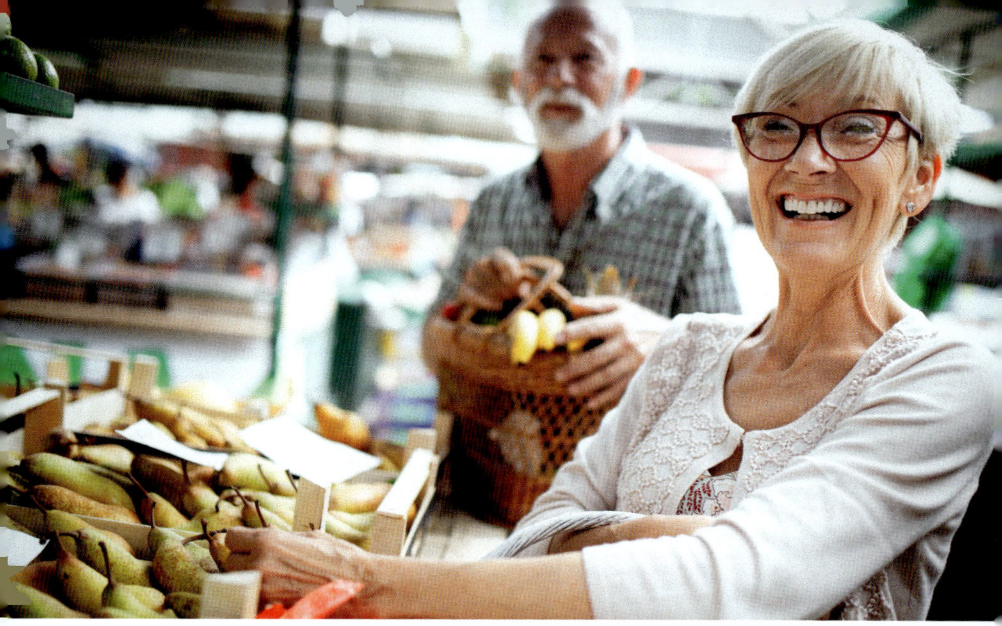

weniger zum Rauchen, zu exzessivem Alkoholgenuss, Drogenmissbrauch oder zu schnellem Fahren, außerdem schnallen sie sich im Auto an«, betont Friedman. Sie zeigen also insgesamt ein risikoärmeres Verhalten. Was aber, wie Friedman weiter ausführt, nicht heißen soll, dass sie jedes Risiko meiden: »Aber sie überdenken gründlich, wie weit sie gehen wollen.«

Dass sein gesundes und risikoarmes Verhalten den disziplinierten Menschen zu einem längeren Leben befördert, liegt auf der Hand. Aber das ist nicht alles. Er hat auch eine robustere psychische Konstitution, eine bessere Psychohygiene, sodass er weniger von lebensverkürzenden Krankheiten wie Schlafstörungen, Depressionen, Psychosen und Paranoia heimgesucht wird. Der Grund dafür wird klar, wenn man Selbstdisziplin als Willensstärke oder – noch besser – als »langen Willen« übersetzt. Das bedeutet nämlich, dass man nicht seinen spontanen Impulsen folgt, sondern beharrlich an seiner ursprünglich gefassten Richtschnur festhält. Beispiel: Examensprüfung. Der lange Wille heißt hier, dass man sich konsequent vorbereitet und übt. Impulsivität hingegen bedeutet, dass man sich bereitwillig ablenken lässt. Wobei diese Ablenkung keinen Partycharakter haben muss: Auch wenn jemand mit dem Staubsauger durch seine Wohnung poltert, anstatt sich auf seine Prüfung vorzubereiten, fällt dies unter die Kategorie »Ablenkung und mangelhafte Impulskontrolle«. Im Endeffekt kommt in der Regel dasselbe heraus: Dass nämlich nicht nur die Prüfung vergeigt wird, sondern auch die psychische Ausgeglichenheit verloren geht. Denn wer sich von seinem Weg abbringen lässt, setzt sein Gehirn gleich dreifach unter Stress:

1. Er verzettelt sich, anstatt seine Kräfte zu bündeln – und das entzieht ihm Energie, sodass er sich langfristig erschöpfen wird. Wer beim Üben für die Prüfung nicht bei der Stange bleibt und sich immer wieder neu dazu aufraffen muss, zehrt weit mehr an seiner Willenskraft, als wenn er sich morgens einmal fest entschlossen an seine Arbeit setzt und dabeibleibt. Aus der psychologischen Forschung weiß man mittlerweile, dass unser Willensreservoir nicht unbegrenzt ist und durch viele kleine Entscheidungen zügig aufgebraucht wird – und dass diese ausgezehrten Reservoirs dann in anderen wichtigen Angelegenheiten fehlen. Wer sich beim Üben fürs Examen ständig unterbricht, findet am Ende auch keine Energie mehr, um zum Sport zu gehen oder seine sozialen Kontakte zu pfle-

gen. Das Einzelproblem wuchert zu einem Problemberg, der schließlich droht, das ganze Leben zu erdrücken.

2. Disziplinlosigkeit fördert Ängste. Wer sich beim Üben für die Prüfung verzettelt, gibt seiner Prüfungsangst zwangsläufig immer mehr Futter. Denn er weiß ja, dass er bei schlechter Vorbereitung eher durch die Prüfung fallen wird.

3. Nicht zu vergessen schließlich das schlechte Gewissen, das sich permanent meldet, wenn man die klare Linie verlässt. Es sorgt dafür, dass man nicht richtig genießen kann. Wie soll man das nette Date im Café oder die Party am Abend als erfüllend erleben, wenn der innere Mahner ständig zuflüstert, dass man ja eigentlich fürs Examen pauken müsste? Schwierig. Auf diese Weise klappt es weder mit der adäquaten Vorbereitung fürs Examen noch mit dem Genießen der hedonistischen Ablenkungsmanöver. Ein Rundumfrust also – und der hat noch niemandem wirklich gutgetan.

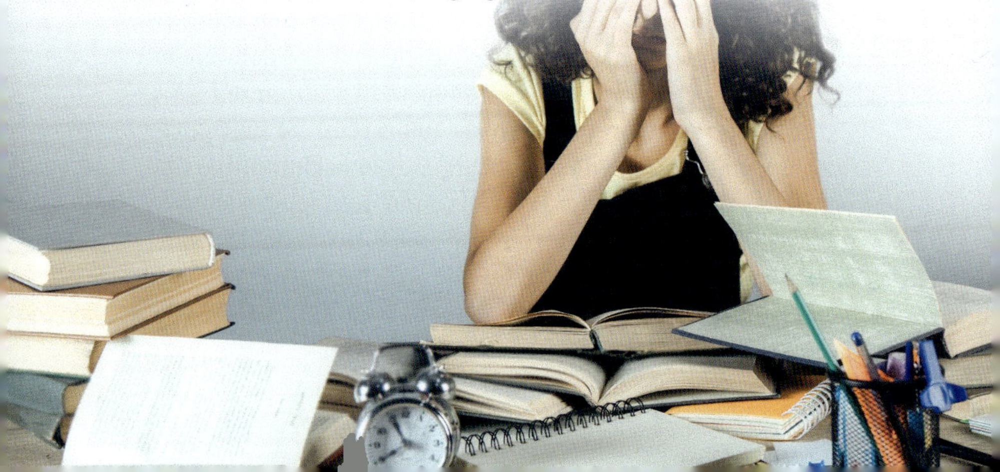

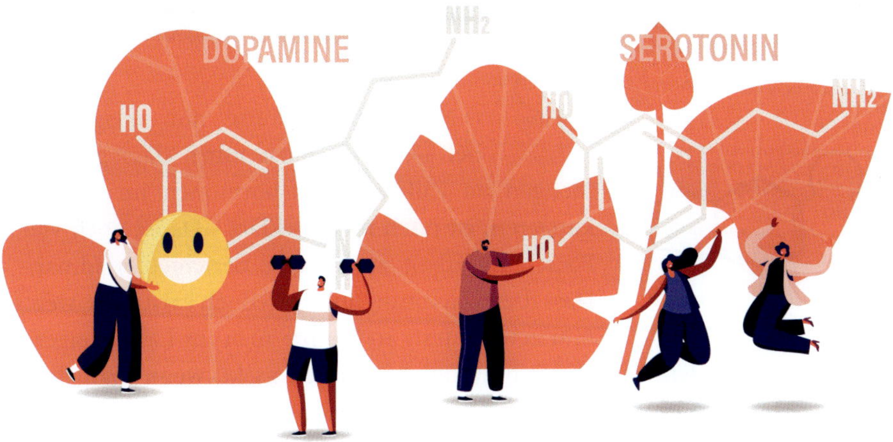

Die psychostabilisierende Kraft der Disziplin lässt sich aber auch physiologisch festmachen. Wissenschaftler konnten nämlich ermitteln, dass disziplinierte Menschen höhere Levels an ausgeglichenen und stimmungsaufhellenden Hormonen in ihrem Hirn haben. Das Bedeutsamste von ihnen ist das Serotonin. Im Volksmund wird es gerne als »Gute-Laune-Hormon« bezeichnet, doch das ist nur teilweise richtig. Vielmehr handelt es sich beim Serotonin um einen Botenstoff, der bestimmte Gefühlsareale in der Großhirnrinde stimuliert und dadurch für mehr Wachheit, aber auch für ein tiefes Gefühl der Befriedigung sorgt. So führt es beispielsweise zum Abklingen des Hungers, und auch das sexuelle Verlangen klingt ab. Serotonin erzeugt »nicht einfach nur so« gute Laune, sondern gibt uns das Gefühl, dass wir nichts mehr brauchen, dass wir also vollständig befriedigt sind und uns entspannt zurücklehnen können. Diesen Zustand der in sich ruhenden Bedürfnislosigkeit haben nicht nur Religionen wie der Buddhismus im Visier – auch Mediziner bescheinigen ihm mittlerweile einen starken gesundheitsfördernden Effekt.

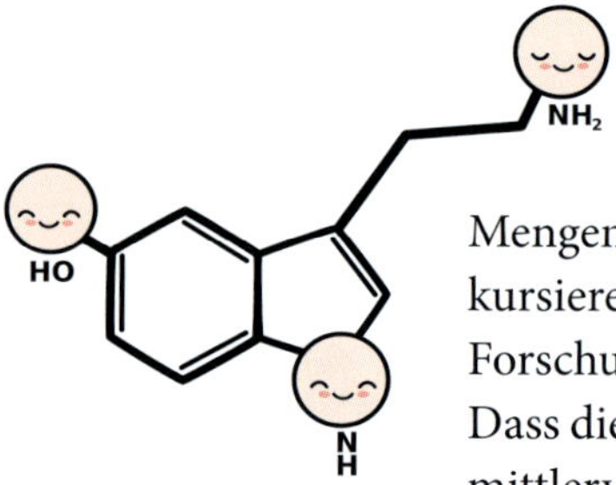

Auf welche Weise nun ausgerechnet Disziplin dazu führt, dass größere Mengen an Zufriedenheitshormonen im Gehirn kursieren, ist noch nicht geklärt. »Da ist noch viel Forschungsarbeit zu leisten«, berichtet Friedman. Dass diese Zusammenhänge jedoch existieren, steht mittlerweile fest. So konnte man im Labor zeigen, dass nicht nur die Stimmung nach unten sackt, wenn man dem Gehirn aktives Serotonin entzieht. »Auch die Impulsivität nimmt deutlich zu«, betont Friedman. Und Impulsivität, also das unstete, durch äußere Reize leicht manipulierbare Denken und Handeln ist ziemlich genau das Gegenteil von Disziplin. Ein Umstand, den auch die alltägliche Erfahrung lehrt. So kann sich wohl jeder daran erinnern, wie schwer ihm ein konzentriertes Lernen und Arbeiten fiel, wenn er sich im Zustand des frischen oder auch unglücklichen Verliebtseins befand. Denn diese Zustände drücken den aktiven Serotoninlevel im Gehirn nach unten. Fährt man nun diesen Pegel wieder hinauf – etwa durch das Beenden der Liaison oder auch pharmazeutisch durch ein Antidepressivum –, verschwindet die Impulsivität und mit unserer Lern- und Konzentrationsfähigkeit geht es wieder bergauf.

Jetzt könnte man natürlich auf die Idee kommen, unser Gehirn einfach mit Serotonin zu fluten, und schon kehren wieder Disziplin, Beständigkeit, gute Laune und damit auch die Perspektiven für ein langes Leben zurück. Entsprechende Medikamente gibt es ja schon, wie etwa die sogenannten Serotonin-Wiederaufnahmehemmer aus dem Bereich der Antidepressiva. Sie hindern das Hormon daran, in den Tiefen des Hirns zu versickern, sodass es an den maßgeblichen Neuronenverbindungen aktiv bleiben kann. Doch man sollte nicht zu viel davon erwarten. Wenn man nämlich das aktive Serotonin im Hirn anhebt, kann das zwar dem einen oder anderen depressiven Patienten auf die Beine helfen, doch ob das auch die Stimmung und Psychohygiene eines gesunden Menschen stabilisiert, ist keinesfalls sicher. Außerdem haben die entsprechenden Arzneimittel ziemlich viele Nebenwirkungen, wie etwa Darm- und Magenblutungen sowie Schlafstörungen und Impotenz.

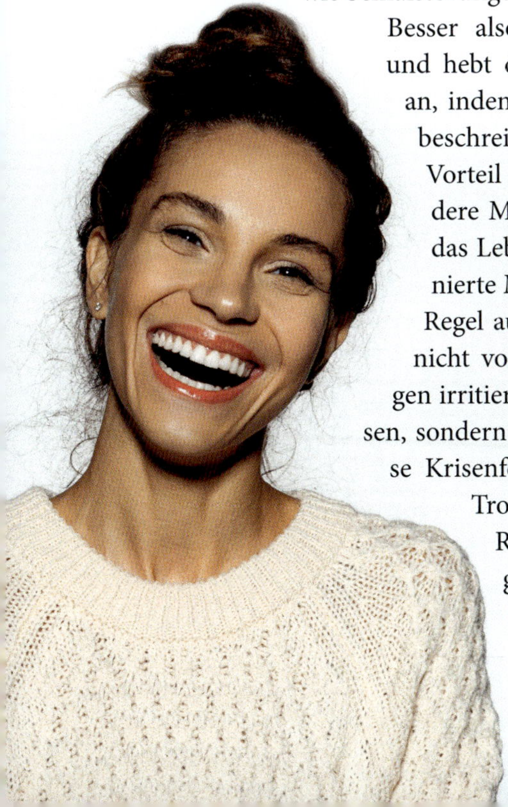

Besser also, man geht umgekehrt vor und hebt den Serotoninspiegel dadurch an, indem man den Weg der Disziplin beschreitet. Was zudem den weiteren Vorteil hat, dass man auch noch andere Merkmale entwickeln kann, die das Leben verlängern. Denn disziplinierte Menschen zeichnen sich in der Regel auch dadurch aus, dass sie sich nicht von Schicksals- und Rückschlägen irritieren oder gar zurückwerfen lassen, sondern trotzdem weitermachen. Diese Krisenfestigkeit und »Fähigkeit zum Trotzdem«, in der Psychologie als Resilienz bezeichnet, trägt auf ganz eigene Weise zu einem langen Leben bei.

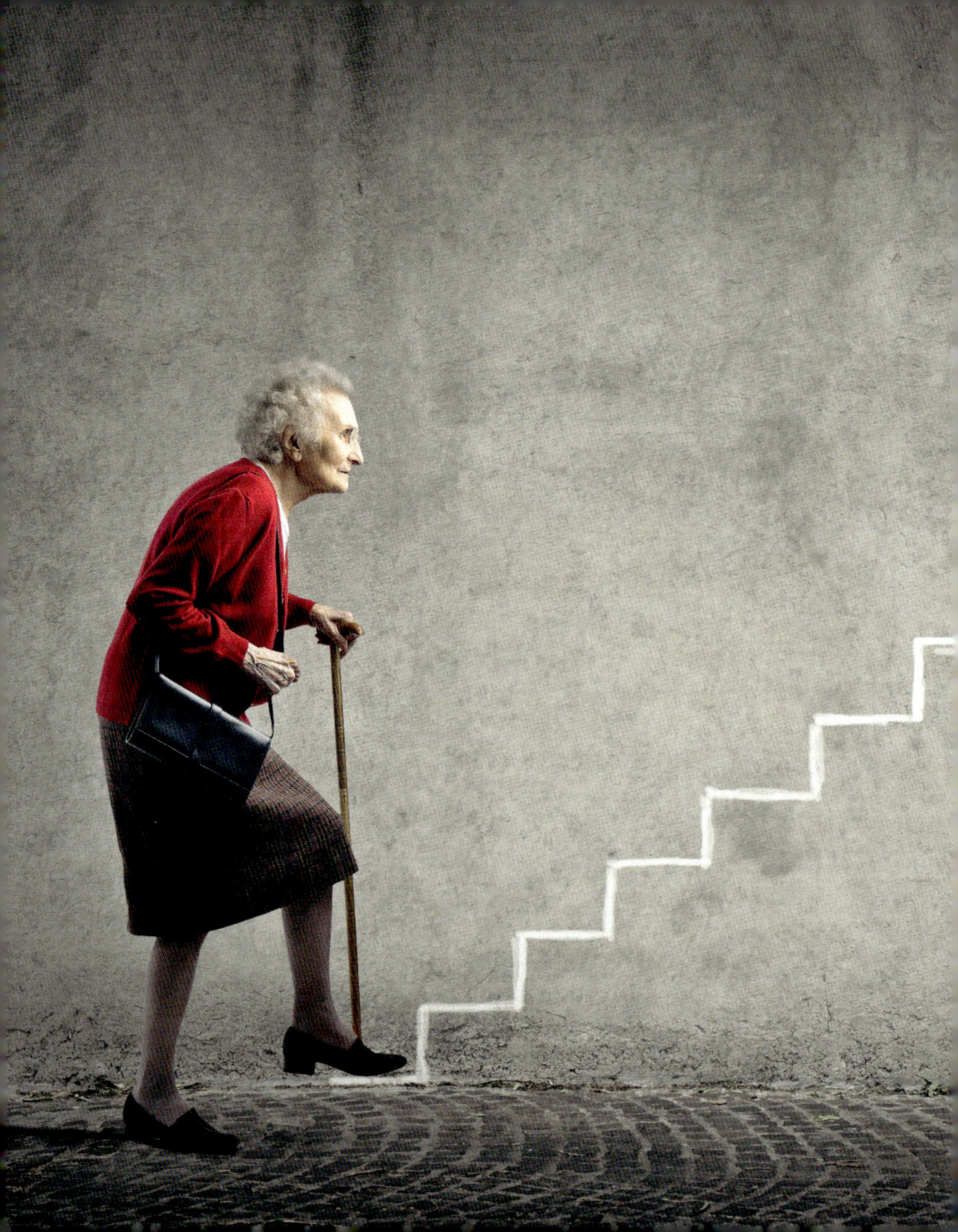

Pfad Nr. 2: Halten Sie durch! Die Kraft der Resilienz

Resilienz kann von Mensch zu Mensch sehr unterschiedlich ausfallen und dadurch auch diverse Auswirkungen auf das Sterbealter haben. Da gibt es welche, die geraten schon in Anbetracht ausfallender Haare in Panik, während andere sich noch nicht einmal durch eine schwere Krebserkrankung aus der Bahn werfen lassen. Einige Menschen schieben schon den Blues, wenn ihre Aktienpakete mal für ein paar Monate in Kurstälern wandeln, während andere sogar den Verlust ihrer gesamten Familie wegstecken. Aber es sind eben gerade nicht diejenigen mit den härtesten Schicksalsschlägen, die überdurchschnittlich früh sterben, sondern diejenigen, die schon bei Bagatellen nicht klarkommen. Weniger die Härte des Schicksals an sich als vielmehr der Umgang damit entscheidet darüber, wie alt ein Mensch am Ende wird.

Diverse Studien belegen, dass Menschen körperlich und geistig umso fitter sind, je höher ihr Resilienzfaktor ist. Dies schlägt sich natürlich auch auf die Lebenserwartung nieder. Nicht umsonst leben extrem viele 100-Jährige in Japan, dessen Bevölkerung nach der Tsunami- und Atomkraft-Katastrophe vom März 2011 mit stoischer

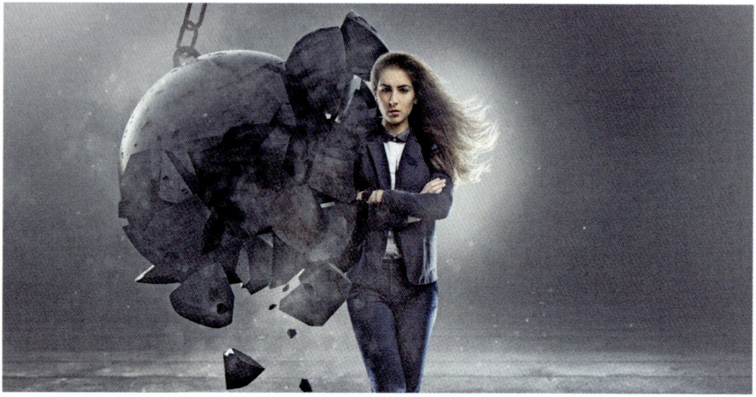

Ruhe beeindruckte. In einer Studie[12] an knapp 14000 chinesischen Über-65-Jährigen reduzierte ein hoher Resilienzfaktor die Sterblichkeit um fast 16 Prozent. Und wer glaubt, dass Krisenfestigkeit keine Rolle mehr für die Lebenserwartung extrem alter Menschen spielt, weil diese ja schon nahezu alle Krisen hinter sich haben, muss ebenfalls eines Besseren belehrt werden. Ein Forscherteam der Duke University im US-amerikanischen Durham ermittelte, dass krisenfeste Senioren zwischen dem 94. und 98. Lebensjahr eine um 43 Prozent höhere Wahrscheinlichkeit für das Erreichen ihres 100. Geburtstages besitzen als diejenigen unter ihren Altersgenossen, die nur wenig krisenfest sind. »In keiner anderen Altersgruppe ist Resilienz so verbreitet wie im Club der 100-Jährigen«, resümiert Studienleiter Yi Zeng.[13]

Um besser zu verstehen, warum resiliente Menschen älter werden als andere, empfiehlt sich ein näherer Blick auf ihre wesentlichen Merkmale:

Die Fähigkeit, Nutzen aus den eigenen Ängsten zu ziehen

Resiliente Menschen erscheinen nach außen oft hartgesotten oder sogar als besonders mutig. Doch das sind sie eigentlich gar nicht. Auch sie fühlen sich nach schweren Krisen erschöpft, depressiv und wie gelähmt, auch sie stellen danach die Fragen aller Fragen: »Was soll das eigentlich noch alles?« Doch sie machen weiter, und das ist eines der wesentlichen Merkmale eines resilienten Menschen: Er durchlebt die Krisen wie andere auch, doch die Ängste, die sie hervorrufen, werden konstruktiv genutzt. »Resiliente Menschen nutzen Angst als einen Hinweis auf das Ausmaß der Bedrohung und um geeignete Strategien dagegen zu entwickeln«, erklärt die amerikanische Psychiaterin Adriana Feder. Das heißt: Die Intensität ihrer Furcht ist für sie ein Indikator dafür, wie intensiv sie in Krisensituationen reagieren müssen.[14] Nicht mehr, aber auch nicht weniger. Nichtresiliente Menschen hingegen verleugnen ihre Angst, haben nicht den Mut, in den Abgrund zu blicken. Sie verharren dadurch, weil ihre innere Unruhe nicht wirklich abgebaut wird, auf einem hohen und gesundheitsschädlichen Stressniveau. Ganz zu schweigen davon, dass nichtresiliente Menschen ihre Ängste oft mit Beruhigungsmitteln,

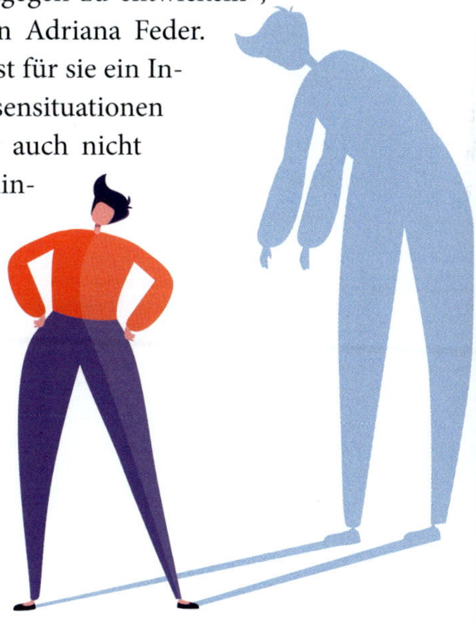

extrem risikoreichem Verhalten und exzessivem Arbeiten zu betäuben oder kaschieren versuchen – und dass dies alles nicht gerade zur Lebensverlängerung beiträgt, ist hinreichend bekannt.

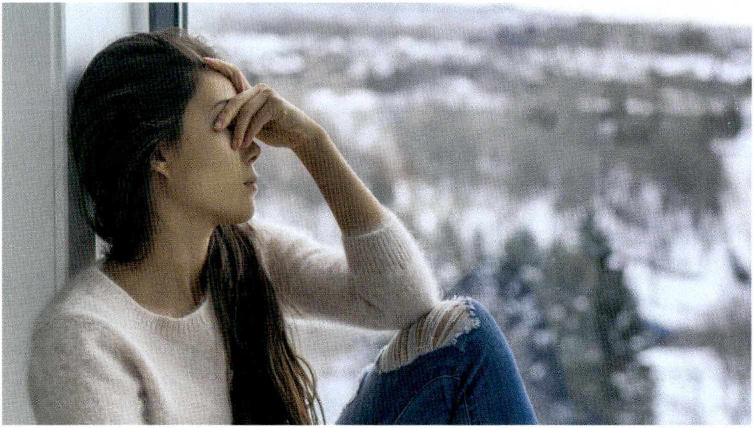

Die Fähigkeit zur richtigen Einschätzung des eigenen Unglücks

Resiliente Menschen zeichnen sich dadurch aus, dass sie nicht glauben, mehr Pech als andere zu haben. In dieser Einschätzung liegen sie, wie amerikanische Forscher herausfanden, auch objektiv richtig. Demzufolge gibt es im wirklichen Leben weder die »Pechmarie« noch den »Hans im Glück«. »Wenn eine Person viele negative Erfahrungen macht«, erklärt Psychologe und Glücksforscher Ed Diener, »dann hat sie mit großer Wahrscheinlichkeit gleichzeitig auch positive Erlebnisse und umgekehrt.« Dies bedeutet: Gleichgültig,

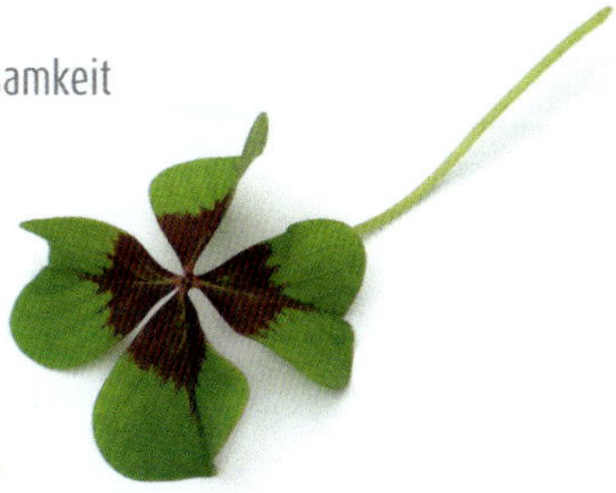

ob wir es mit jemandem zu tun haben, der in einer Automobilfirma Herr über tausend Angestellte ist, oder mit jemandem, der unter den Brücken Herr über tausend Wermutflaschen ist, beide erfahren Glück und Unglück in etwa gleichem Verhältnis. Möglich, dass die Qualität und Quantität ihrer Erlebnisse und Handlungen unterschiedlich sind, doch der relative Quotient von Glück und Pech fällt bei ihnen ähnlich aus.

Nichtresiliente Menschen neigen also dazu, ihr Leben eher als eine Kette von Schicksalsschlägen zu sehen, obwohl dies objektiv in der Regel nicht der Fall ist. Sie werden dadurch zynisch und misstrauisch, also ganz so, wie man sich üblicherweise einen Pessimisten vorstellt. Und das verkürzt ihr Leben enorm. In einer amerikanischen Studie[15] mit etwa 100 000 Frauen im Alter von 50 bis 79 Jahren hatten die Schwarzseherinnen ein deutlich höheres Risiko für Herz-Kreislauf-Erkrankungen, ihre Sterbequote war in dem 8-jährigen Beobachtungszeitraum um 16 Prozent höher als der Durchschnitt.

Ein fester Glaube in die eigene Selbstwirksamkeit

Das Konzept der Selbstwirksamkeit wurde in den 1960ern vom kanadischen Psychologen Albert Bandura entwickelt. Es besagt, dass selbstwirksame Menschen an Herausforderungen und schwierigen Aufgaben mit der Einstellung »Das schaff' ich schon« herangehen, anstatt in Hoffnungs- und Hilflosigkeit zu erstarren. Sie sind fest davon überzeugt, dass sie auf die Welt, auf die äußere ebenso wie auf die innere, irgendwie Einfluss nehmen können. Es ist durchaus möglich, dass sie sich in dieser Einschätzung oft täuschen und in Wahrheit weniger Einflussmöglichkeiten auf das Geschehen besitzen. Doch darum geht es gar nicht. Es geht vielmehr um das Vertrauen darauf, dass man das Geschehen um sich herum beeinflussen kann. Denn das wirkt wie ein Motor auf unsere Handlungen, sodass ihre Erfolgsaussichten deutlich steigen. Außerdem unterstützt es den Heilungsverlauf von schweren Krankheiten oft wirkungsvoller als Medikamente. »Mehrere Studien legen den Schluss nahe«, erklärt Psychologin Carolyn Heitzmann von der University of Notre Dame, »dass Krebspatienten mit einem festen Vertrauen in ihre Selbstwirksamkeit in der Therapie besser mitarbeiten, weniger depressiv sind, eine höhere Lebensqualität besitzen und letzten Endes auch länger leben als andere Krebspatienten.«

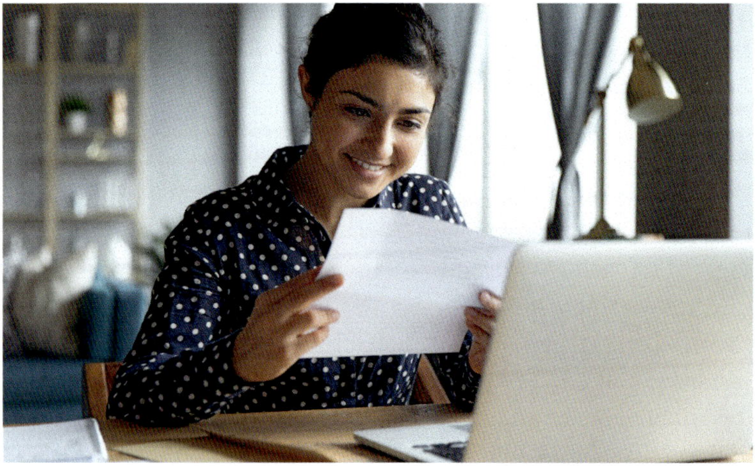

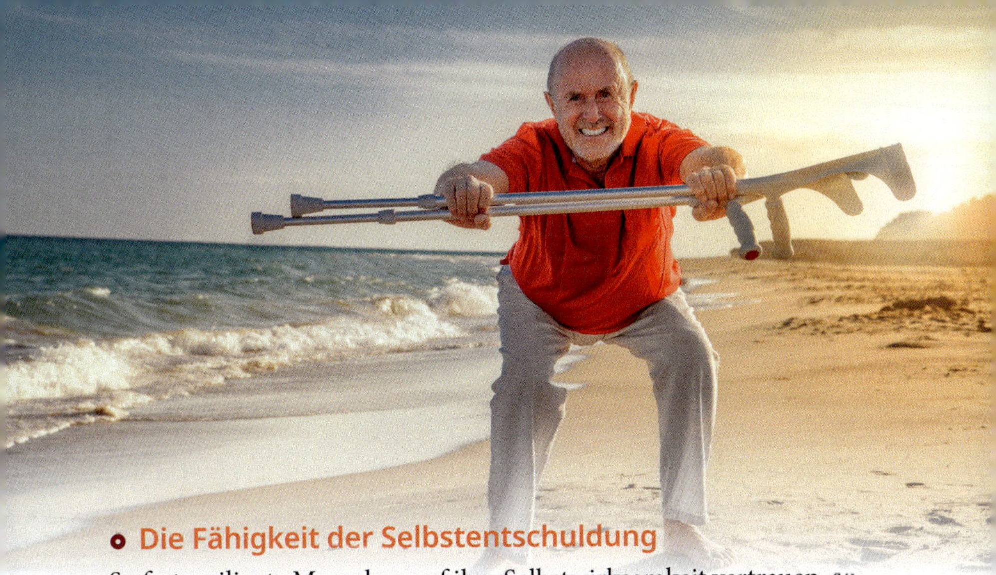

Die Fähigkeit der Selbstentschuldung

So fest resiliente Menschen auf ihre Selbstwirksamkeit vertrauen, so wenig belasten sie sich mit zermürbenden Selbstvorwürfen. Larmoyante Selbstanklagen wie »Hätte ich nicht so viel gearbeitet, dann wäre ich heute noch verheiratet«, »Wenn ich ihm nur nicht erlaubt hätte, Motorrad zu fahren …«, »Wie konnte ich nur diese Aktien kaufen …« sind ihnen fremd. Sie erklären ungünstige Geschehnisse nicht ausschließlich internal (»Ich bin allein schuld«), sondern auch external, dass also auch andere Personen oder äußere Umstände dazu beigetragen haben.

Wie wichtig es für die Gesundheit und damit auch für die Qualität und Länge des Lebens ist, sich nicht allzu lang mit persönlichen Schuldfragen zu quälen, zeigt eine Studie des Münchner Psychologen Dieter Frey.[16] Er stellte Unfallopfern 2 Tage nach der Einlieferung Fragen wie »Wer war schuld an dem Unfall?«, »War er vermeidbar?« oder »Glauben Sie, Ihre Genesung beeinflussen zu können?«. Danach protokollierte er ihren Genesungsverlauf. Das

Ergebnis: Patienten, die glaubten, nicht allein schuld am Unfall zu sein, erholten sich schneller (etwa 80 Tage bis zum Wiedererlangen der Arbeitsfähigkeit) als Unfallopfer, die nach dem klassischen Selbstzerfleischungsmuster – »Warum gerade ich?«, »Wie konnte mir das nur passieren?« – mit ihrem Schicksal haderten (etwa 140 Tage bis zum Wiedererlangen der Arbeitsfähigkeit).

Humor und Lachen

Der schottische Philosoph Thomas Carlyle sagte einmal: »Humor ist in seiner höchsten Form eine Art Erhabenheit.« Und tatsächlich bestätigt auch die moderne Forschung, dass Humor und Lachen uns eine Distanz zu den Unannehmlichkeiten des Lebens verschaffen und uns in die Lage versetzen, sie besser auszuhalten. Nicht umsonst wird Humor immer dann besonders kreativ, wenn wir uns in Krisen befinden.

Wer also lacht und auch sich selbst und andere zum Lachen bringt, bezeugt damit auch seine Resilienz: Das Leben kann uns weniger anhaben, wenn wir lachen. Und das hält uns fit und gesund.

Nicht umsonst sagte schon Aristoteles: »Lachen ist eine körperliche Übung von großem Wert für die Gesundheit.« Und eine aktuelle Studie aus Japan zeigt, wie recht der griechische Philosoph damit hatte.[17]

Ein Forscherteam der Universität Yamagata hat über 17 000 Männer und Frauen nach deren Lachgewohnheiten befragt und über einen Zeitraum von 5,2 Jahren beobachtet, wie sich deren Herz-Kreislauf-Gesundheit und Sterbequote entwickelten. Die Probanden waren durchschnittlich 63 Jahre alt, und sie wurden in drei Lachgruppen eingeteilt: mehr als einmal lachen pro Woche; weniger als einmal pro Woche, aber mehr als einmal pro Monat; und weniger als einmal pro Monat. Was sicherlich hierzulande die Frage aufwirft, wie man – allen Ernstes – weniger als einmal pro Monat lachen kann. Doch Studienleiter Kaori Sakurada betont, »dass die Probanden ausdrücklich gefragt wurden, wie oft sie lauthals lachten.« Und das passiert in Japan traditionell seltener als bei uns.

Immerhin aber zählten sich mehr als 80 Prozent der Probanden zur Kategorie derjenigen, die mehr als einmal pro Woche lauthals lachen. Gerade mal 3,3 Prozent outeten sich als Spaßbremsen, die weniger als einmal pro Monat lachen. Was aus medizinischer Sicht zu begrüßen ist. Denn das Sterberisiko der Wenig-Lacher, so das zweite Ergebnis der Studie, war in dem Beobachtungszeitrum fast 2,4-mal so hoch wie bei den Viel-Lachern. Ihr Risiko für einen Infarkt oder ein anderes kardiovaskuläres Ereignis war um das 1,7-Fa-

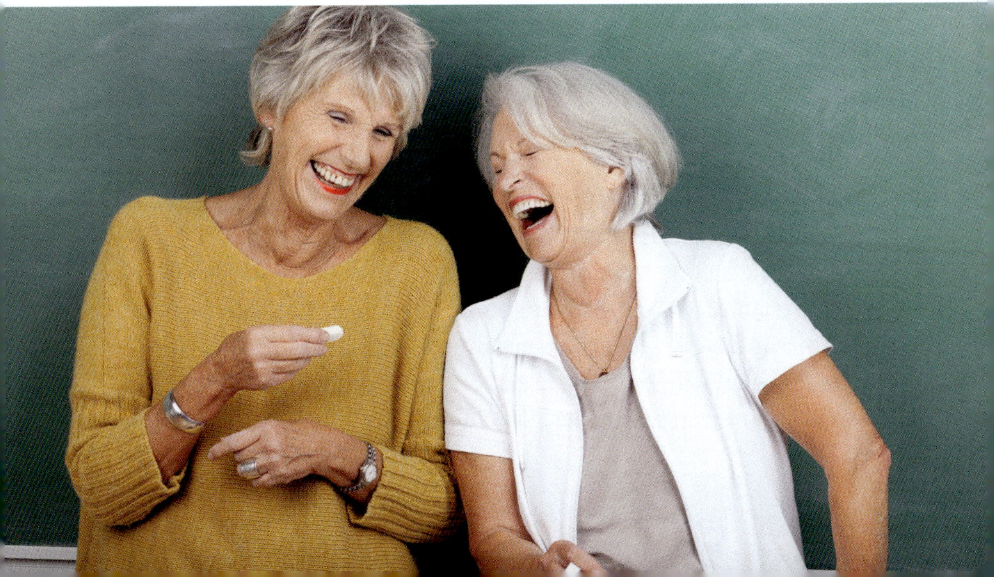

che erhöht, und auch Diabetes und Übergewicht kamen bei ihnen öfter vor. Zudem waren sie deutlich häufiger Single – was die Alltagserfahrung bestätigt, dass Trauerklöße nur geringe Chancen auf dem Partnermarkt haben.

Für Sakurada steht daher fest, dass ein Leben mit niedriger Lachfrequenz auch ein Leben mit hohen Risiken für die Gesundheit ist. Was nach Ansicht des Epidemiologen und Gesundheitsforschers nicht nur daran liegt, dass Wenig-Lacher öfter rauchen, trinken und bewegungsarm auf dem Sofa sitzen. Sondern auch daran, dass umgekehrt häufiges Lachen direkte Positiveffekte auf das Immunsystem hat. »Außerdem dämpft es den Blutzuckerwert und die Ausschüttung von Stresshormonen«, so Sakurada.

Möglicherweise rührt der medizinisch positive Effekt des Lachens aber auch daher, dass es meistens der Ausdruck einer humorvollen Lebenshaltung ist. Die wiederum verlängert laut einer Studie[18], die Sven Svebak an der norwegischen Universität für Wissenschaft und Technologie durchgeführt hat, das Leben um bis zu 20 Prozent – jedenfalls gegenüber Menschen, die nahezu humorlos sind. Als Ursache vermutet der Neuromediziner: »Ein freundlicher Sinn für Humor wirkt wie ein Stoßdämpfer in einem Auto. Er ist ein mentaler Stoßdämpfer, der uns hilft, im Alltag besser mit Frustrationen, Ärger und Konflikten zurechtzukommen.«

Svebak betont jedoch, dass dies nur für den freundlichen, den Menschen zugewandten Humor gilt. Aber nicht für Schadenfreude, Häme und andere feindlich gesinnte Typen des Humors. Wer also länger leben will, sollte nicht nur laut und herzhaft lachen. Er sollte es auch mit wohlwollender Absicht tun.

Resilienz kann man lernen

Die Chancen auf ein langes Leben stehen umso besser, je mehr wir mit Resilienz ausgestattet sind. Doch kann man sie auch erlernen? Denn wenn man sich die Menschen in seiner Umgebung anschaut, hat man doch eher den Eindruck, dass sie in puncto Resilienz so sind, wie sie sind. Und tatsächlich zeigt die Studienlage, dass die Eigenschaft eines Stehaufmännchens weitgehend in den ersten Lebensjahren der Kindheit festgelegt wird und später von den unterschiedlichen Phasen des Lebens abhängig ist. So ist man etwa im mittleren Alter von 40 bis 50 Jahren deutlich weniger krisenfest als im fortgeschrittenen Alter von 60 bis 70 Jahren. Die Potenziale zum Verbessern der individuellen Resilienz sind also begrenzt, nichtsdestoweniger sind sie durchaus vorhanden. »Nach allen vorliegenden Erkenntnissen handelt es sich bei Resilienz nicht um ein Phänomen, das von einem bestimmten Wesensmerkmal determiniert wird«, betont Raffael Kalisch, Neurobiologe und Mitbegründer des Deutschen Resilienz Zentrums an der Johannes Gutenberg-Universität in Mainz. »Es wird auch nicht von Genen diktiert oder einem Strukturmerkmal des Gehirns. Es ist kein in Stein gemeißeltes Persönlichkeitsmerkmal. Im Gegenteil: Resilienz ist im Fluss und kann sich wandeln.«

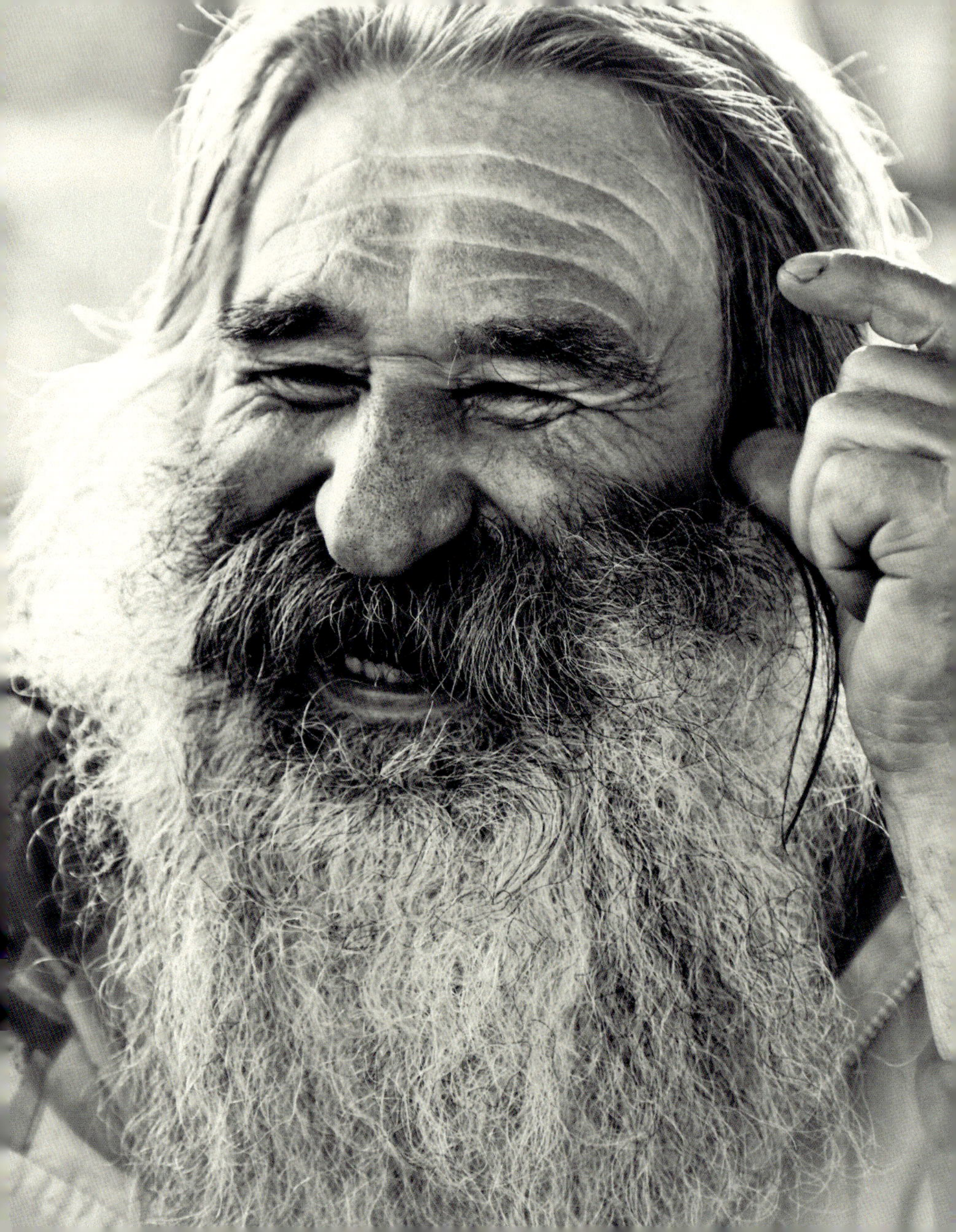

Pfad Nr. 3: Besser realistisch statt optimistisch

Wer hat die größeren Chancen auf ein (noch) langes Leben? Jener schwerhörige und an den Rollstuhl gefesselte Bewohner des Seniorenheims, der weiter in unerschütterlichem Optimismus daran glaubt, dass die richtig schönen Zeiten in seinem Leben noch kommen werden und er wieder zurück nach Hause kommt, wenn erst einmal sein Gehör und seine Mobilität wieder besser geworden sind? Oder sein Mitbewohner, der einen Haken unter sein Leben gesetzt und begriffen hat, dass er nirgendwo anders mehr sein wird als in dem Pflegeheim? Wer wird länger leben? Der austherapierte Krebspatient, der trotz der niederschmetternden Prognosen seiner Ärzte mit unerschütterlichem Optimismus gegen seine Krankheit ankämpft und alle therapeutischen Optionen zieht? Oder der austherapierte Krebspatient, der die niederschmetternden Prognosen seiner Ärzte zum Anlass genommen hat, deren Therapievorschläge abzulehnen und noch einmal mit seiner Frau in den Urlaub zu fahren? Wir werden auf diese Fragen natürlich keine verlässliche Antwort finden können. Doch die wissenschaftliche Datenlage spricht – gegen die Optimisten.

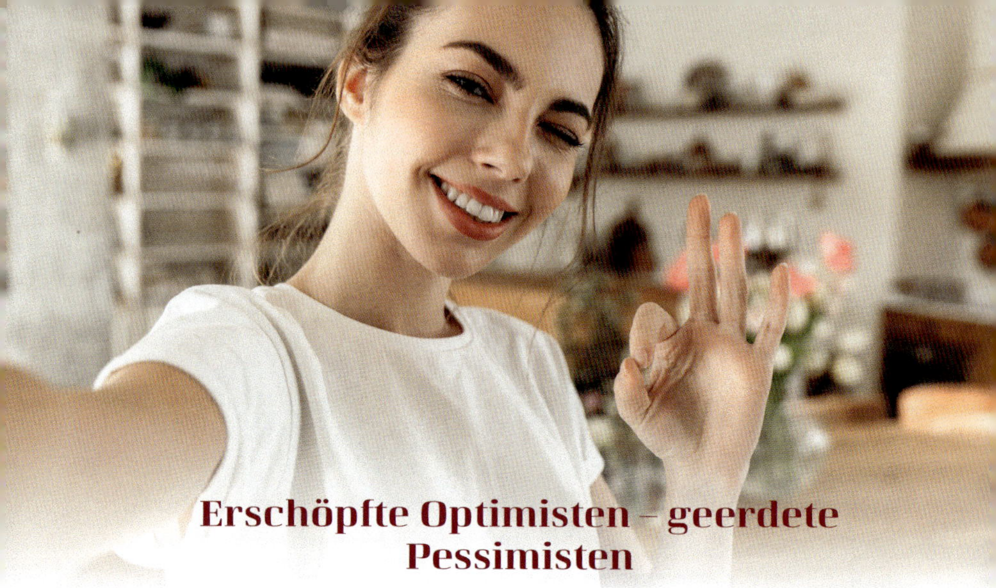

Erschöpfte Optimisten – geerdete Pessimisten

Ein Forscherteam um den Nürnberger Gerontologen Frieder Lang hat rund 10 000 Bundesbürger aus unterschiedlichen Altersgruppen danach gefragt, wie sie ihre aktuelle Lebenszufriedenheit und ihre Lebenszufriedenheit in 5 Jahren einschätzen würden.[19] Und dann überprüften die Forscher auch noch bei jedem Befragten, ob der für die Zukunft erwartete Grad der Zufriedenheit 5 Jahre später tatsächlich eingetreten war.

Das Ergebnis: Etwa 43 Prozent der älteren Befragten unterschätzten ihre zukünftige Zufriedenheit, 32 Prozent überschätzten sie und 25 Prozent schätzten sie realistisch ein. Was die Forscher überraschte: Schätzten die Teilnehmer und Teilnehmerinnen ihre zukünftige Zufriedenheit überdurchschnittlich hoch ein, so erhöhte sich ihr Risiko für körperliche Einschränkungen oder Beschwerden und das Risiko zu sterben um etwa 10 Prozent. Besser also, man sieht seine Zukunft nicht ganz so rosig.

Studienleiter Lang vermutet als Erklärung für die Langlebigkeit der Schwarzseher, dass pessimistische Zukunftserwartungen dazu ermuntern, »noch besser auf die eigene Gesundheit zu achten und sich vor Gefahren zu schützen«. Nach dem Muster: Das Schicksal meint es nicht gut mit mir, also muss ich vorsichtig sein und auf mich achtgeben. Dass ein eher pessimistischer Realismus anders als ein unrealistischer Optimismus zu einem langen Leben beiträgt, ergibt sich aber auch noch aus anderen psychologischen Unterschieden dieser beiden Lebensstile.

Denn wer sich selbst ständig mehr zutraut, als er eigentlich kann, wird öfter enttäuscht und entsprechend öfter unter Stress gesetzt. »Menschen mit einer sehr positiven Lebenseinstellung werfen sich auch dann ins Gefecht, wenn sie gar nicht gewinnen können«, erklärt Psychologin Suzanne Segerstrom von der University of Kentucky.[20] Dies führe zu einer vermehrten Ausschüttung von Stress-

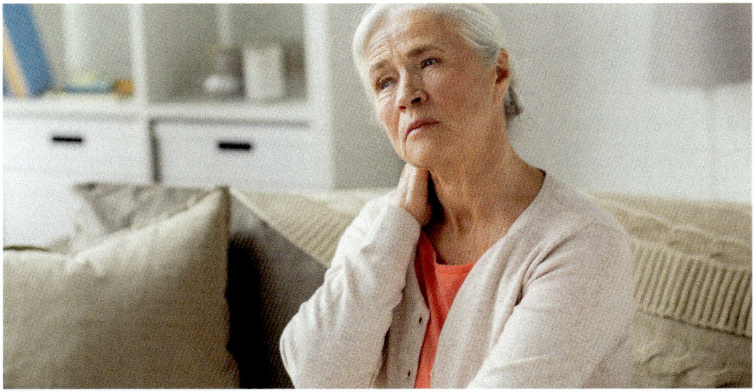

hormonen, die wiederum längerfristig das Immunsystem und die Blutgefäßfunktionen schwächen. Demgegenüber wird derjenige, der sich realistische Ziele setzt, nicht nur seltener enttäuscht, er ist auch bereits vorher in einem weniger erregten Zustand, weil er ja seine Erwartungen niedriger angesetzt hat. Er pendelt im Unterschied zum unerschütterlichen Optimisten nicht permanent zwischen extremen Gefühlen hin und her, was nicht nur psychisch, sondern auch physiologisch entspannender für ihn ist.

Optimisten neigen zur Selbstüberschätzung

Mittlerweile belegen diverse Studien, wie schädlich ein übertriebener, zur Selbstüberschätzung neigender Optimismus für die Gesundheit ist. So fanden die amerikanischen Psychologen Richard Robins und Oliver John[21] unter Menschen mit dieser Eigenschaft besonders viele Narzissten. Was durchaus einleuchtet, denn der selbstverliebte Narzisst und das omnipotente Glückskind, dem alles gelingt und das daher auf die Zuwendung anderer Menschen verzichten kann – das passt einfach zusammen. In anderen Studien zeigte sich, dass rettungslose Optimisten zu einem ungesunden Lebensstil neigen. Was ebenfalls logisch ist: Wer glaubt, dass ihm nichts passieren kann, wird leichteren Herzens riskante Aktionen und Lebensweisen wählen als jemand, der sich für verletzlich hält.

Besonders viele rettungslose Optimisten finden sich unter Rauchern und Alkoholikern, die hartnäckig an der Überzeugung festhalten, dass Lungenkrebs und Leberzirrhose sie schon nicht treffen werden. Womit der unerschütterliche Optimismus endgültig zu einer lebensverkürzenden Größe wird. In einer Untersuchung an partyfreudigen Studenten offenbarte sich, dass diejenigen, die von sich glaubten, besonders viel Alkohol vertragen zu können, nach Trinkgelagen besonders oft auffällig wurden. Beispielsweise dergestalt, dass sie betrunken Auto fuhren oder sich in Schlägereien verwickelten. Wobei sich dies gleich aus zwei unmittelbaren Folgen des unrealistischen Optimismus ableiten lässt. Einerseits daraus, dass sich die betreffenden Studenten als trinkfester einschätzten, als sie es eigentlich waren, und andererseits daraus, dass ihr ohnehin schon großes Selbstbewusstsein durch die enthemmenden Wirkungen des Alkohols endgültig zum Größenwahn eskalierte.

Rebecca Ferrer vom National Cancer Institute im amerikanischen Rockville fand bei unrealistischen Optimisten eine starke Neigung zur Arteriosklerose, was vermutlich an ihren hohen Stresshormonpegeln liegt. Konkret bedeutet dieser Befund: Wer sich selbst für unschlagbar und unverletzlich hält, wird eher an einem Herzinfarkt oder Schlaganfall sterben als andere Menschen.[22]

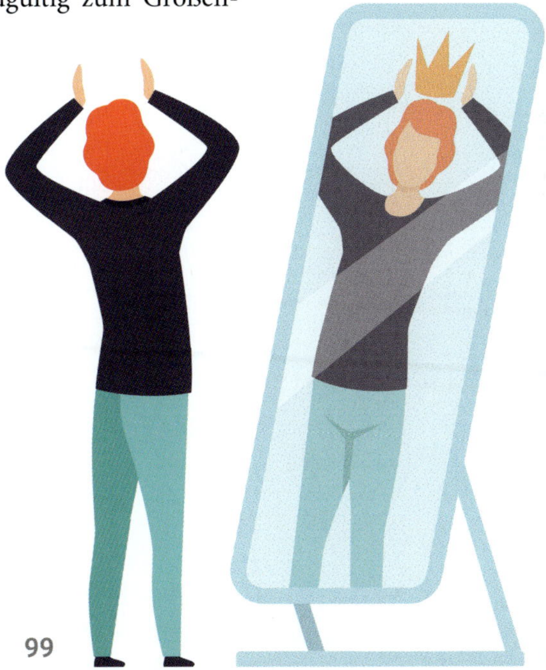

Realisten sind anerkannt und beliebt

Einen indirekten Nachweis für die lebensverlängernde Wirkung des geerdeten Realismus liefert auch der Fakt, dass die Menschen in Japan älter werden als in den USA. Ein Forscherteam der University of Iowa konnte nämlich mithilfe unterschiedlicher Fragebögen nachweisen, dass im Land der unbegrenzten Möglichkeiten mehr unrealistische Optimisten leben als im Land der aufgehenden Sonne, wo man mit den Füßen eher auf dem Boden der Tatsachen bleibt.[23] Sicherlich gibt es auch noch viele andere Ursachen für die vielen 100-Jährigen in Japan, etwa Erbgut und Zen-Buddhismus sowie Soja, Grüntee und Fisch auf der Speisekarte, doch vernachlässigen sollte man den Aspekt des bodenständigen Realismus keineswegs. Dass hingegen umgekehrt in einem konsum- und erfolgsorientierten Land wie den USA, wo immer noch der Tellerwäscher-zum-Millionär-Traum in den Köpfen herumspukt, besonders viele unrealistische Optimisten leben, klingt auch ohne den aus Iowa gelieferten Beweis logisch.

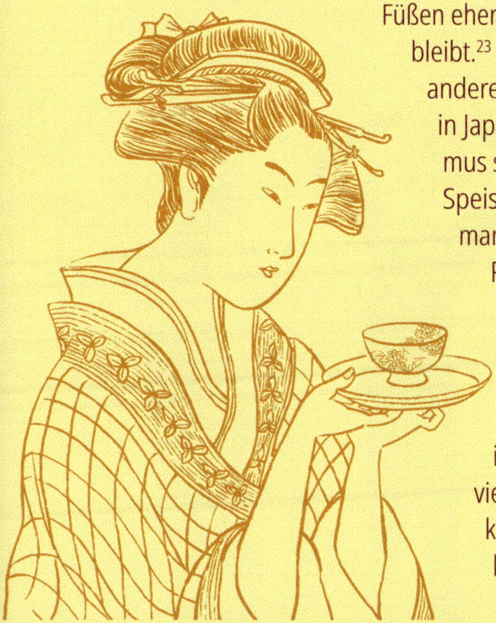

Die französische Psychologin Isabelle Milhabet konnte schließlich nachweisen, dass utopische Optimisten bei anderen Menschen ein ziemlich schlechtes Image besitzen.[24] Auch diesen Aspekt sollte man in Bezug auf die Gesundheit nicht ignorieren, da eine schlechte soziale Akzeptanz bekanntermaßen die Abwehrkräfte eines Menschen schwächt. Laut Milhabet gelten utopische Optimisten als Träumer und Schaumschläger, denen man nicht glauben kann und die daher auch keinen sonderlichen Respekt ernten. Im Unterschied zu den realistischen Optimisten und den – man höre und staune – unrealistischen Pessimisten. Wer also bei seinen Mitmenschen gut ankommen will, sollte entweder gut drauf sein und mit seinen Zielen und Zukunftsperspektiven auf dem Teppich bleiben oder richtig schlecht drauf sein und mit seinen Zielen und Zukunftsperspektiven konsequent danebenliegen. Was in Anbetracht einer Examensarbeit beispielsweise bedeuten würde: Wer bei seinen Kommilitonen im Ansehen steigen will, sollte entweder sagen, dass er wohl mit einem mäßigen Befriedigend bestanden hat, was sich dann später als Wahrheit herausstellt, oder er sollte sagen, dass die Arbeit voll danebengegangen ist, was sich dann später als unwahr herausstellt. Das klingt etwas kompliziert, aber es ist ja ohnehin nicht einfach, im sozialen Miteinander zu punkten.

Befreien Sie sich von der Tyrannei des Glücks!

Wer beim Internethändler Amazon den Begriff »Glück« eingibt, kommt bei den Ratgeberbüchern auf rund 60 000 Werke, in denen man mehr über die Kunst des Glücklichwerdens erfahren kann. Egal ob Psychologen, Soziologen, Mediziner, Pädagogen, Theologen oder Ökonomen – noch nie gab es so viele Experten in Sachen Glücksberatung. Ihre Tipps reichen von regelmäßigem Sport und frühem Zubettgehen über Meditation und Yoga bis hin zu praktizierter Demut und Dankbarkeit. Doch nur die wenigsten schaffen es auf diesem Wege, wirklich glücklich zu werden. Die meisten enden vielmehr so, wie es der amerikanische Anglistikprofessor Eric Wilson in seinem Buch *Unglücklich glücklich* beschrieben hat:

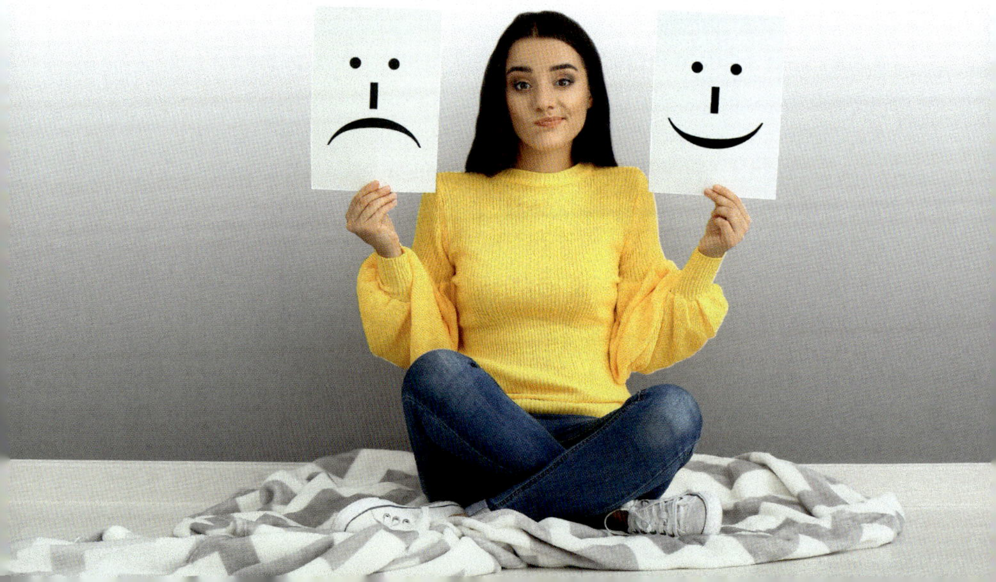

»Auf Geheiß wohlmeinender Freunde kaufte ich Bücher zum Thema Glücklichsein. Ich bemühte mich, meinen chronisch finsteren Blick in ein breites Lächeln zu verwandeln. Ich versuchte, aktiver zu werden, mein düsteres Haus und die tristen Bücher zu verlassen und an der Welt sinnvoller Action teilzuhaben. Ich fing an zu joggen, ... gewöhnte mir an, so oft wie möglich ›toll‹ und ›super‹ zu sagen, ... begann, Salat zu essen ... und besuchte Yoga-Kurse. ... Ich habe all das wieder aufgegeben, wieder damit angefangen und es dann noch einmal aufgegeben. Momentan beabsichtige ich nicht, noch einmal anzufangen. Die Straße zur Hölle ist mit erfolg- und glückverheißenden Plänen gepflastert.«

In einem Interview gab Wilson einmal zu, dass ihn sein Bemühen um das Glücklichwerden erschöpft hätte, am Ende hätte er sich »einfach nur alt« gefühlt. Als er noch in seiner dunklen Gelehrtenkammer saß und sich jeden Tag unablässig in seiner Forschungsarbeit vergrub, wurden zwar seine Haut immer blasser und seine Augen immer schwächer, aber eigentlich ging es ihm in seinem einsamen, dafür aber disziplinierten und strukturierten Bücherwurmdasein ganz gut. Wenn er sich einmal nicht wohl fühlte, brachte er diese Phase der Melancholie mit dem Wissen hinter sich, dass sie schon irgendwann wieder aufhören würde. Als er jedoch damit begann, unbedingt glücklich sein zu wollen, verleugnete er diese Phasen und bemühte sich stattdessen um ein durchgehendes Fröhlichsein, das gar nicht seinen natürlichen Stimmungsschwankungen entsprach. Mit der Folge, dass er sich gleich doppelt ausgehöhlt fühlte. Einerseits durch die ständigen Bemühungen ums Glücklichsein, und andererseits dadurch, dass er sich selbst durch die

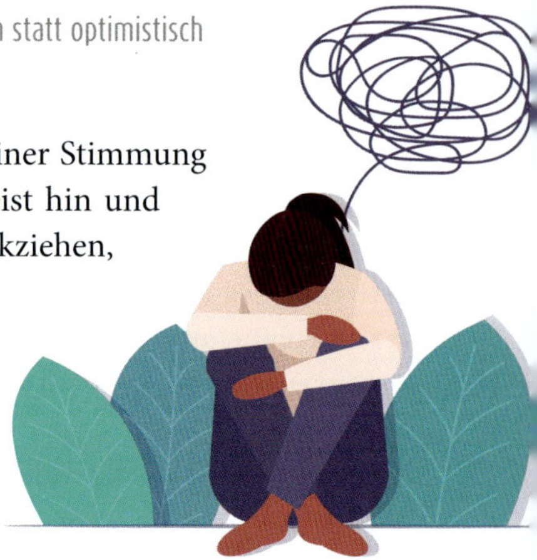

Unterdrückung seiner Melancholie einer Stimmung beraubte, in die sich Körper und Geist hin und wieder und natürlicherweise zurückziehen, um aufzutanken.

»Die Melancholie ist ein essenzieller Bestandteil des Menschen«, betont Wilson. »Sie ist genauso wichtig wie die Freude.« Wir bräuchten beide, um uns zu regenerieren. Ein Leben ohne Melancholie sei »nur ein halbes Leben«. Man könnte auch sagen: Besser mit gelegentlichen Unglücksgefühlen steinalt werden, als dauerhaft glücklich sein zu wollen – und schließlich früh zu sterben.

Solche Sätze mögen zunächst befremdlich klingen, denn wie kann es sein, dass Glück und ein langes Leben sich widersprechen? Die Antwort: Das tun sie gar nicht. Es ist ja gar nicht das Glück selbst, das ein langes Leben verhindert. Lebensverkürzend sind allein der sehnsüchtige Wunsch und das – zumeist vergebliche – Bemühen, das Glück zu finden. Für diesen Mechanismus gibt es mittlerweile sogar naturwissenschaftliche Belege. So fanden amerikanische Sozialpsychologen bei Frauen mit starkem Glücksstreben besonders niedrige Pegel an Progesteron.[25] Dieses Hormon sorgt unter anderem dafür, dass sich eine Frau mit jemandem verbunden fühlt, sein Mangel steht hingegen im Zusammenhang mit zwischenmenschlicher Distanz. Und tatsächlich gaben die betroffenen Probandinnen im Interview zu, dass sie sich einsam fühlten. Das Streben nach Glück – vor allem aber, wie Studienleiterin Iris Mauss betont, »nach dem materiellen Glück, wie es in westlichen Gesellschaften verstanden wird« – treibt uns also in die soziale Isolation, und dass die sich lebensverkürzend auswirkt, ist schon länger bekannt.

Nicht zu vergessen, dass oft die lebensstabilisierende Ordnung verloren geht, wenn jemand das Optimum für sich herauszuschlagen sucht. Nehmen wir als Beispiel ein Ehepaar, das seit über 50 Jahren verheiratet ist. Möglich, dass es sich nicht mehr im Glückstaumel befindet, die Euphorie aus früheren Zeiten dürfte sich wohl abgeschwächt haben. Aber wenn man ein halbes Jahrhundert miteinander ausgekommen ist, spricht zumindest einiges dafür, dass man es miteinander aushält. Der übliche Gang der Dinge wäre, dass die beiden Partner noch ihre Diamanthochzeit feiern und jeweils über 90 Jahre alt werden. Doch wenn einer von ihnen auf die Idee kommt, dass es doch eigentlich einen besseren Gefährten für ihn

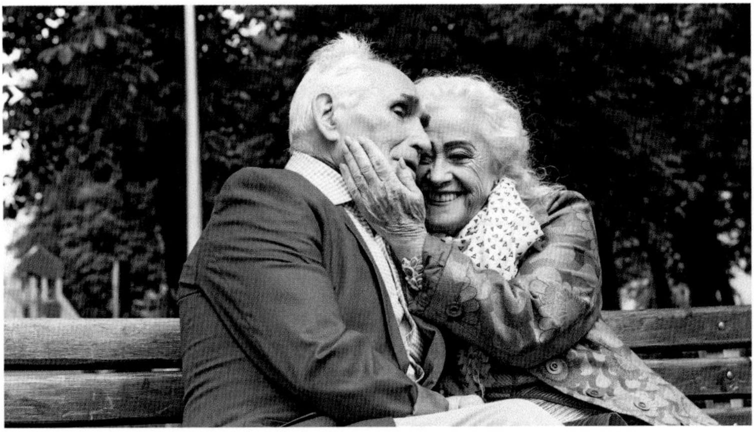

geben müsste, wird es Unruhe geben. Es werden Enttäuschungen, Aggressionen, Ängste und andere Stressgefühle aufkommen, die das Leben beider verkürzen. Und das geht nicht erst damit los, dass sie sich trennen. Bereits in dem Moment, wenn einer von ihnen zu glauben beginnt, etwas Besseres verdient zu haben als seinen jahrelangen Lebensgefährten, kommt die Unruhe. Sie kommt schon, wenn man nur an das Grün jenseits des Hügels denkt, und nicht erst, wenn man die Weide gewechselt hat.

Fazit: Man kann sich mit einem glücklosen, aber erträglichen Dasein arrangieren und dabei steinalt werden. Oder man kann aus diesem ausbrechen und sein Glück woanders suchen. Aber in diesem Fall muss man damit rechnen, dass man früher stirbt. Und glücklicher als vorher wird man vermutlich auch nicht. So ist schon länger bekannt, dass Zweitehen besonders schnell zerbrechen.

Was nicht heißen soll, dass nicht auch notorisch glückliche Menschen alt werden können, sofern sie einfach glücklich *sind*, ohne ständig glücklich sein zu wollen. Aber wer schafft das schon? Realistischer ist ein anderer Lebensstil, und dessen Perspektiven für ein langes Leben sind sogar noch besser. Dass man nämlich die Höhen und Tiefen seines Lebens akzeptiert und gewissenhaft seinen Angelegenheiten nachgeht, ohne daran sonderlich etwas ändern zu wollen. Man ist zwar flexibel genug, um im Arbeits- und Privatleben das eine oder andere Problem zu lösen, doch man macht nicht seine Gesamtexistenz zu einem Problem und ist daher auch

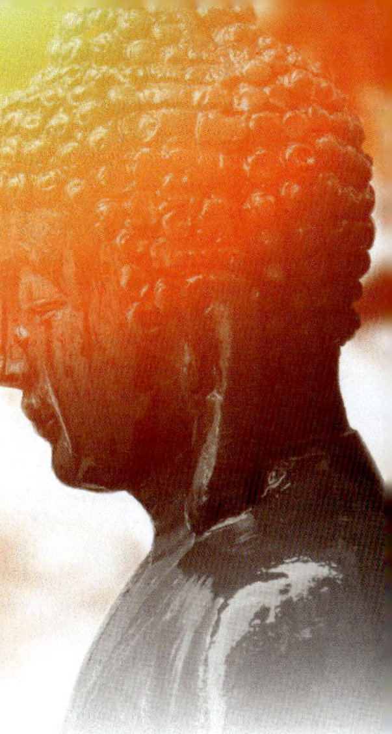

nicht gezwungen, nach einer Alternative dafür zu suchen. Ein Mensch mit dieser Einstellung ist zufrieden mit seinem Leben, so wie es ist, weil er nicht daran glaubt, dass irgendetwas besser sein könnte. Für diese Geisteshaltung gibt es einen Namen, obgleich ihn die meisten erst recht nicht mit einer Verlängerung des Lebens in Verbindung bringen. Es ist die Hoffnungslosigkeit.

Hoffnungslos langlebig

Im Zen-Buddhismus heißt es: »Ein Leben ohne Hoffnung ist ein Leben voller Frieden, Freude und Mitgefühl.« Für einen Abendländler von heute ist das schon ziemlich harter Tobak. Denn Hoffnung gilt uns normalerweise als der Inbegriff eines glücklichen und langen Lebens, während Hoffnungslosigkeit im wahrsten Sinne todsicher anzeigt, dass kein Leben mehr in jemandem ist. Doch die Zen-Philosophie sieht das umgekehrt, und es gab auch in der griechischen und römischen Antike viele Denker, die das ähnlich sahen. So warnte Epiktet: »Wie die Schienbeine darf man auch die Hoffnung nicht zu weit ausstrecken.« Und Cicero klagte: »O wie trügerisch ist die Hoffnung der Menschen, wie gebrechlich ihr Glück, wie nichtig all unser Streben!«

Tatsächlich ist es von bestechender Logik, warum ausgerechnet Hoffnungslosigkeit einem Menschen das Tor zu einem langen Leben eröffnet. Um sie zu verstehen, steigt man am besten mit dem Gegenteil der Hoffnungslosigkeit ein: der Hoffnung.

Angenommen, Sie hoffen auf Gesundheit, Erfolg und Anerkennung. Das machen doch eigentlich alle – also nicht gerade spektakulär. Die psychischen Auswirkungen dieser Hoffnungen sind jedoch durchaus weitreichend, bedeuten sie doch letzten Endes, dass man nicht im Augenblick verweilt, sondern aus Erfahrungen in der Vergangenheit schöpft, um sie dann in die Zukunft zu projizieren. Nehmen wir als Beispiel, dass Sie auf eine Gehaltserhöhung hoffen. Sie hoffen darauf, weil Sie aufgrund Ihrer (trügerischen) Erfahrungen davon ausgehen, dass Sie sich mit einem fetteren Gehaltsscheck einfach besser fühlen würden. Jetzt gibt es zwei mögliche Geschehnisse, die eintreten können. Erstens, dass die Erhöhung ausbleibt, und dann sind Sie natürlich enttäuscht. Zweitens, dass die Erhöhung kommt. Doch auch dann währt das Glück nur kurz. Es wird Neider geben, die Ihnen Ihr Gehalt nicht gönnen. Zudem wird das Erlebnis der erhaltenen Gehaltserhöhung Sie womöglich zu der Hoffnung veranlassen, dass Sie irgendwann wieder eine bekommen, denn immerhin hat es ja schon einmal geklappt. Und dann geht das Ganze wieder von vorne los. Sie sehen also: Hoffnung gibt Ihrem Leben keinen Frieden und keine Ruhe. Sie kann letzten Endes nicht glücklich machen, und sie sorgt für eine Unruhe, die das Leben verkürzt.

Ganz anders die Hoffnungslosigkeit: Sie sorgt für Ruhe! Denn wenn Sie keine Gehaltserhöhung bekommen, aber auch nicht darauf gehofft haben, gibt es ja nichts, was Sie vermissen könnten. Der Schmerz über das Entgangene kann also gar nicht erst entstehen. Darüber hinaus kann Hoffnungslosigkeit sogar positive Gefühle auslösen: Wenn man nicht auf eine Gehaltserhöhung gehofft hat, ist man umso freudiger überrascht, wenn sie dann doch kommt. Hoffnungslosigkeit sorgt also nicht nur für ein ruhiges Fahrwasser, sie sichert auch das Glück nach allen Seiten ab – und was könnte besser zu einem glücklichen und langen Leben führen?

Sie sind noch skeptisch? Vielleicht liegt es ja auch daran, dass Sie den Begriff der Hoffnungslosigkeit nicht wertfrei betrachten können. Dass Sie ihn stets im Zusammenhang mit negativen Begriffen sehen, wie etwa Resignation, Erstarrung, Fatalismus und Verzweiflung. Doch damit hat Hoffnungslosigkeit streng genommen überhaupt nichts zu tun. Sie ist letzten Endes bloß eine Negation. Was konkret heißt: Man ist frei von Hoffnung. Man denkt und handelt, ohne dabei furchtsam Konsequenzen im Hinterkopf zu haben. Hoffnungslosigkeit hat also viel mit Unbeschwertheit und Mut zu tun – und mit dem Vertrauen in die eigenen Möglichkeiten. Wer ängstlich und unsicher in ein Bewerbungsgespräch geht, braucht die Hoffnung, dass »schon irgendwie alles klappen wird«, weil er Zweifel an seinen eigenen Fähigkeiten hat. Wer hingegen mutig und selbstsicher in ein Bewerbungsgespräch geht, braucht keine Hoffnung, weil er genug Vertrauen in sich hat.

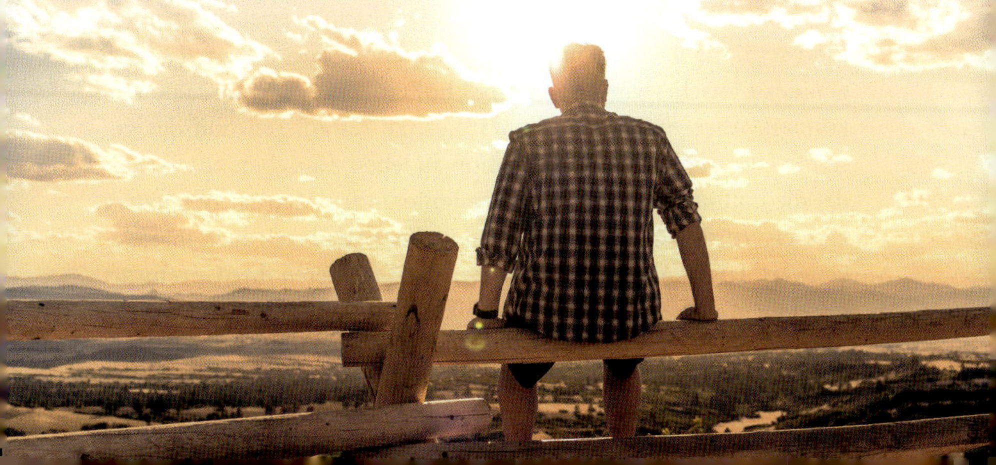

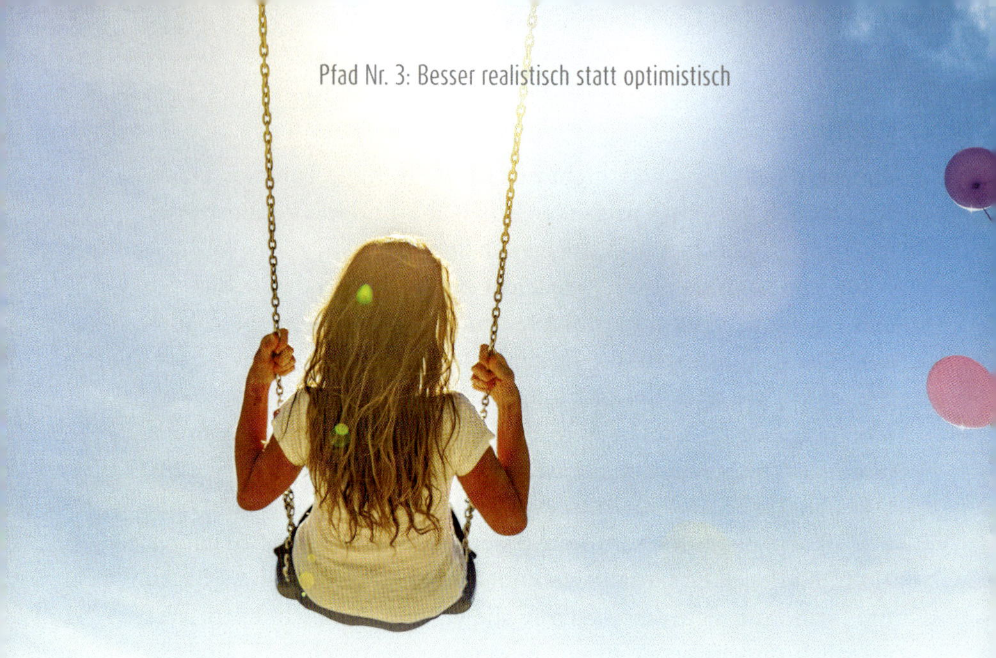

Ein weiteres Merkmal der Hoffnungslosigkeit ist die Zufriedenheit. Hoffnungslose verschießen keine kraftraubenden Pfeile der Sehnsucht, sie sind zufrieden, wo sie gerade sind. Das kann der Beamte sein, der keinerlei Ambitionen auf eine Karriere hegt und nicht mehr darstellen will, als er gerade ist. Das kann aber auch die junge Frau sein, die nach einem Unfall querschnittsgelähmt ist. Es wäre geradezu töricht, würde sie darauf hoffen, jemals wieder laufen zu können. Aber ebenso töricht wäre es, zu resignieren und das gesamte Leben mit dieser Resignation zu leben. Das eben unterscheidet die hoffnungslosen von den resignierenden Menschen: Letztere verweigern sich ihrer Zukunft und verlieren dadurch auch ihre Gegenwart. Die Hoffnungslosen hingegen akzeptieren ihre Gegenwart und haben dadurch wieder eine Zukunft.

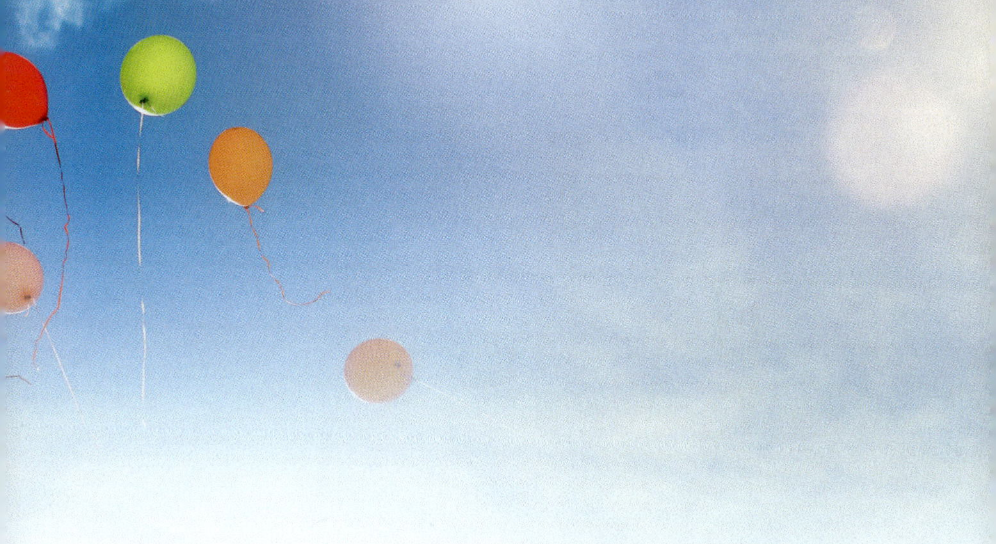

Fazit: Denken Sie bei Hoffnungslosigkeit nicht an Resignation und Erstarrung, denken Sie lieber an Mut und unbeschwerte Zufriedenheit! Es wird Ihr Herz leichter machen und Sie begreifen lassen, was wirklich zu einem glücklichen und langen Leben führt.

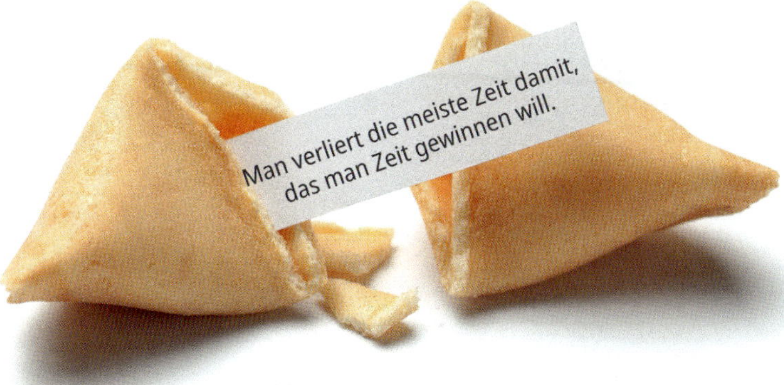
Man verliert die meiste Zeit damit,
das man Zeit gewinnen will.

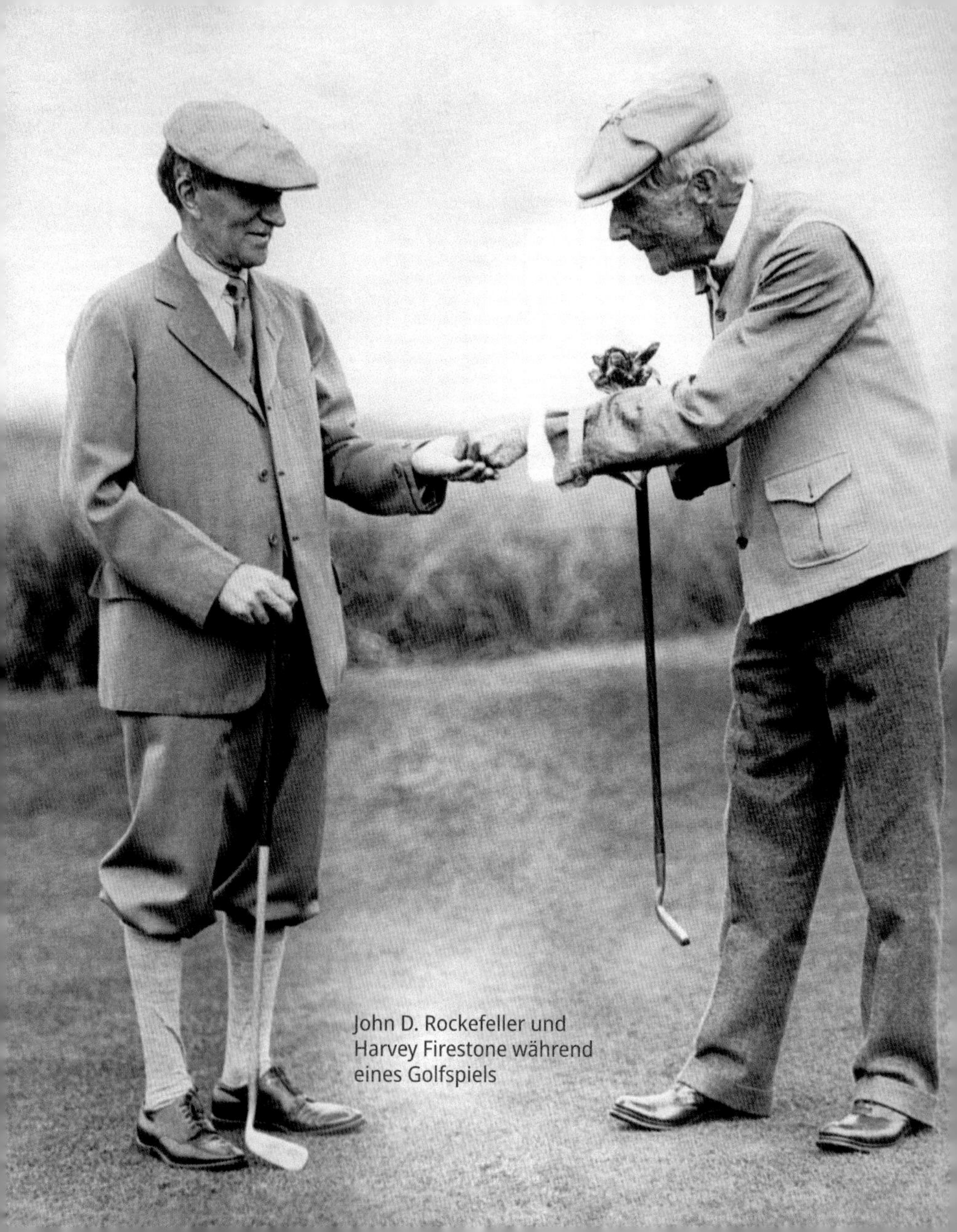

John D. Rockefeller und
Harvey Firestone während
eines Golfspiels

Pfad Nr. 4: Lernen Sie, Ihre Gewohnheiten zu lieben!

Es gibt Gewohnheiten und Rituale, da muss man nicht viel Fantasie haben, um sich ihre lebensverlängernde Wirkung vorstellen zu können. Der alte Schopenhauer etwa rückte täglich – immer zur gleichen Zeit und zusammen mit seinem Pudel Atma (dt.: die Weltseele) – für 2 Stunden zum Spaziergang aus. Dass solche Bewegungsrituale zur Gesundheit beitragen, kann man sich auch ohne sportmedizinische Vorbildung ausmalen. Dies gilt auch für John Rockefellers Gewohnheit, jeden Vormittag um Punkt 10 Uhr seinen ersten Golfball in die Wiesen zu schlagen. Es musste schon ein orkanartiges Unwetter aufziehen, um ihn davon abzuhalten. Der Ölmagnat und Milliardär starb in seinem 98. Lebensjahr, unmittelbar nach seiner täglichen Golfrunde.

Demgegenüber wirkt es schon ziemlich kauzig, wenn Immanuel Kant sich Abend für Abend – kokonartig und immer auf die gleiche Weise – in sein Bettzeug einrollte, als plante er, am nächsten Morgen als Schmetterling aufzuwachen. Aber vermutlich half es ihm beim Einschlafen, und da ein guter Schlaf bekanntlich gesundheitsfördernd ist, dürfen wir auch diese Macke getrost unter der Rubrik der lebensverlängernden Rituale verbuchen.

Doch wenn Françoise Gilot von den Ritualen ihres Lebensgefährten Picasso erzählt, klingt das eher nach handfester Neurose als nach lebensverlängernder Routine: »Jedes Mal, wenn wir zu einem Ausflug aufbrachen, wie kurz er auch sein mochte, hatten wir eine russische Sitte zu befolgen, nach der sich alle Familienmitglieder in dem Raum niedersetzen mussten, von dem aus der Aufbruch erfolgen sollte, und mindestens eine Minute lang kein Wort sprechen durften. Danach konnten wir unseren Ausflug in der absoluten Gewissheit antreten, dass uns nichts Schlimmes widerfahren würde.« Das Schweigen war freilich nicht einfach, denn die zwei Kinder des Paares waren noch im Grundschulalter. Aber »wenn eines der Kinder lachte oder sprach, bevor die Zeit abgelaufen war, mussten wir von vorn anfangen; andernfalls hätte er sich geweigert, das Haus zu verlassen.« Auf diese Weise konnten etliche Minuten vergehen, ohne dass die ausflugbereite Familie auch nur einen Fuß vor die Tür setzte. Der Mann und Vater des Hauses kannte jedoch keine Gnade, selbst wenn sein Ritual abergläubisch und spleenig wirkte. Immerhin: Seine Rituale bescherten Pablo Picasso 92 Lebensjahre.

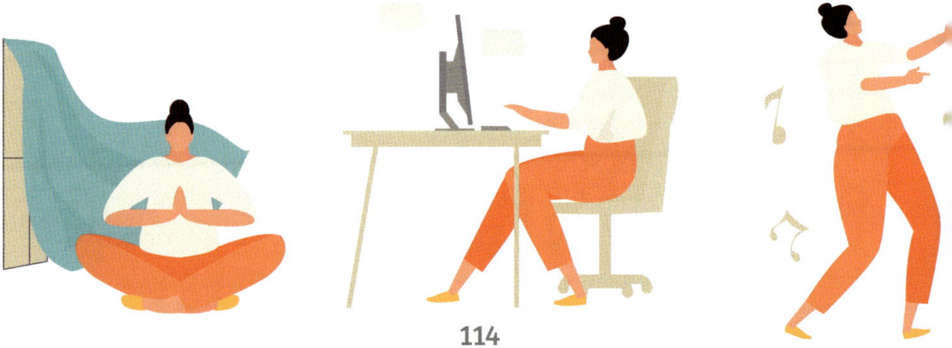

Gewohnheiten sparen Energie

Picasso, Kant, Rockefeller und Schopenhauer waren außergewöhnliche Menschen mit außergewöhnlichen Macken, Ticks und Ritualen. Doch ansonsten sind Gewohnheiten, und das steckt ja schon in ihrem Namen, eher gewöhnlich als schräg. So ist es beispielsweise eine »gewöhnliche Gewohnheit«, wenn man immer zur gleichen Zeit aufsteht und sich dann immer ein Stückchen Würfelzucker, keines mehr und keines weniger, in den Kaffee wirft. Oder auch, wenn man jeden Tag den gleichen Weg zur Arbeit nimmt und dabei den gleichen Radiosender hört. Wenn man hingegen zum Geburtstag eines Familienmitglieds stets ein »Happy Birthday« anstimmt und beim Fußballspiel im Fernsehen die Nationalhymne mitgrölt, ist das zwar auch nicht gerade außergewöhnlich, aber weil es betont feierlich und symbolisch dabei zugeht, spricht man dann schon eher von Ritualen. Vom Prinzip her gehören jedoch auch die zu den Gewohnheiten, nur dass sie eben nicht ganz so banal und trivial sind wie die Angewohnheit, seine Aktentasche bei der Arbeit immer auf eine bestimmte Seite vom Bürostuhl zu stellen und in der Kantine immer an demselben Tisch zu sitzen.

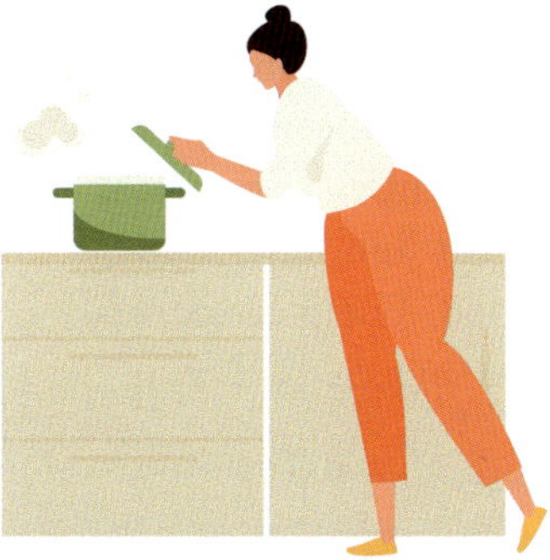

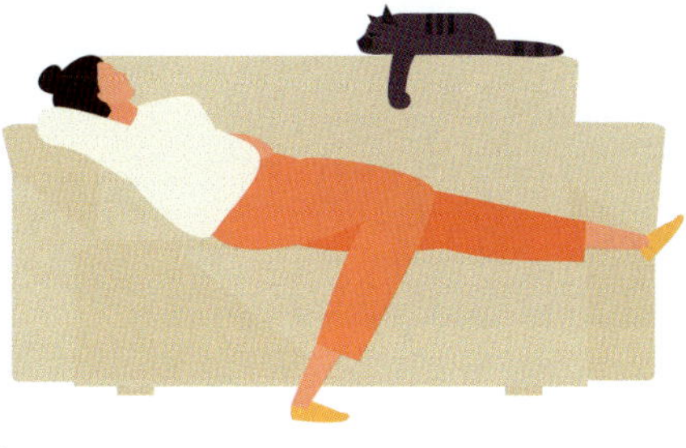

Doch egal, ob Ritual oder plumpe Gewohnheit: Ihr Wesen besteht darin, dass sie immer wieder auf die gleiche Weise und meistens auch zur gleichen Zeit durchgeführt werden, sodass man so routiniert in ihnen wird, dass man sie praktisch im Schlaf bewältigen kann. Dass dies zur Gesundheit beiträgt, belegt nicht nur die Weltgeschichte, sondern auch die Logik der menschlichen Physiologie. Wer etwas wie im Schlaf bewältigt, der spart Energie, weil er nicht vor jeder Aktion neu nachdenken muss. »Gewohnheiten sparen Zeit, Ressourcen und Planungsaufwand – dadurch lässt sich der Alltag sehr viel leichter bewältigen«, erklärt Psychologe Bernhard Schlag von der TU Dresden. Wer seine Tasche immer an der gleichen Seite seines Stuhls hinstellt, weiß am Feierabend hundertprozentig, wo er nach ihr greifen muss, und das erspart ihm die Mühe der langwierigen Suche. Wer stets Sex mit dem gleichen Partner hat, und das außerdem immer in den gleichen Stellungen, erspart sich ebenfalls eine Menge Stress, nämlich den Stress des Experimentellen. Das mag zwar erotisch wenig prickelnd klingen, doch darum geht es ja gar nicht. Es geht um Stressdämpfung und Energieersparnis, und die verlängern das Leben.

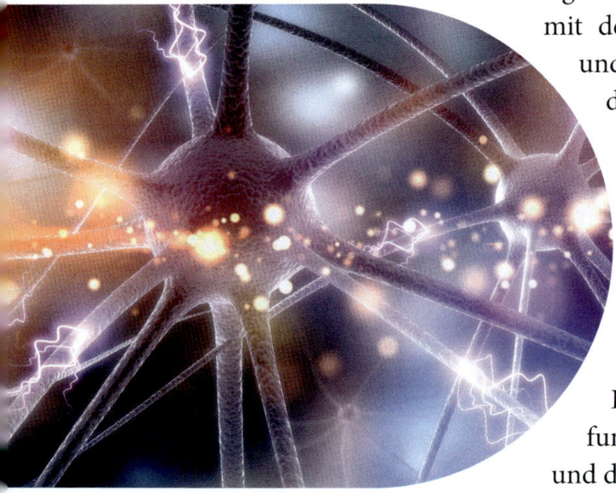

Beruhigend wie Baldrian

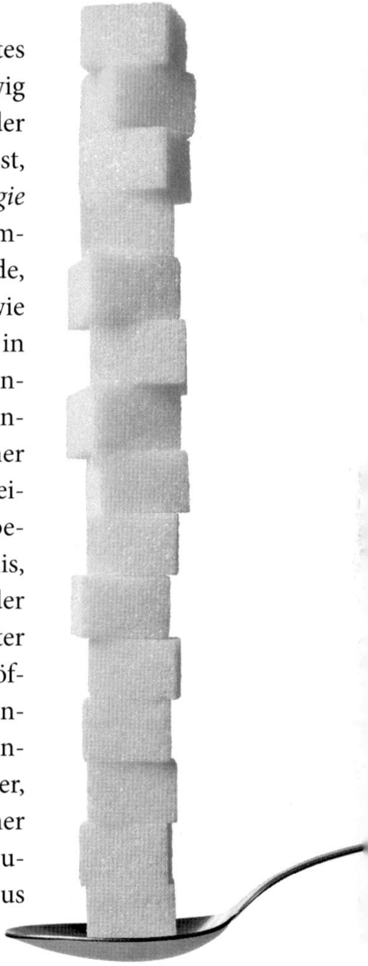

Es ist vor allem unser zentrales und höchstes Steuerorgan, das von der Wiederkehr des ewig Gleichen profitiert. »Engster Verbündeter der Gewohnheit ist das Gehirn«, erklärt Heiko Ernst, Ex-Chefredakteur der Zeitschrift *Psychologie Heute*. »Es neigt dazu, einmal erlernte Dinge immer wieder zu tun. Denn die neuronalen Pfade, die jeder Gewohnheit zugrunde liegen, sind wie Trampelpfade – bequem, ökonomisch und in der Regel auch nützlich.« Routine und Gewohnheiten bedeuten für das Gehirn, dass es vom anstrengenden Diskurs in den grauen Zellen seiner Außenrinde auf die automatisierten Abläufe seiner tieferen Schichten umschalten kann. Dies bedeutet wiederum eine enorme Energieersparnis, und weil die immer schon ein Pluspunkt in der Evolution gewesen ist und das Gehirn als oberster Energieverschwender – es beansprucht 14 Esslöffel Zucker pro Tag! – dadurch unter einem besonderen Handlungsdruck steht, darf es nicht wundern, dass wir, gerade im fortgeschrittenen Alter, wenn uns langsam die Kräfte ausgehen, immer wieder die Routine suchen und uns in ihr beruhigt und geborgen fühlen wie dereinst im Uterus unserer Mutter.

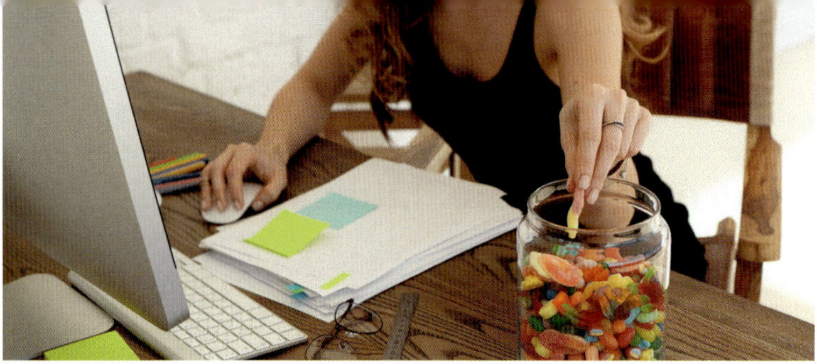

Gewohnheiten können geradezu eine Wirkung wie Baldrian entfalten, sie helfen uns vor allem in stressigen Zeiten, wieder zur Ruhe zu finden. Dies belegt eine Studie der Universität Bochum, die vom Kognitionspsychologen Lars Schwabe geleitet wurde.[26] Sie besticht durch einen ebenso ungewöhnlichen wie überzeugenden Versuchsaufbau. Für den ersten Teil wurden die Probanden, es handelte sich um achtzig junge Männer und Frauen, in zwei Gruppen aufgeteilt. Die Mitglieder der ersten Gruppe mussten eine Hand in eiskaltes Wasser tauchen, während ihre Mimik per Kamera aufgezeichnet wurde, und das alles auch noch unter den strengen Augen eines Versuchsleiters. Schmerzhafte Eiseskälte in Kombination mit einer autoritären Kontrolle à la George Orwell: So etwas kann man zweifelsohne als Stresssituation bezeichnen! Im Unterschied dazu mussten die Mitglieder der zweiten Gruppe ihre Hand lediglich in warmes Wasser halten, und es war auch niemand da, der sie beobachtete.

Im zweiten Versuchsteil lernten alle Testpersonen, dass das Anklicken unterschiedlicher Symbole auf einem Bildschirm unterschiedliche Folgen hatte. Die einen bekamen über einen Schlauch Orangensaft oder Kakao in den Mund, die anderen lediglich Wasser, und weil die Probanden vorher 3 Stunden lang gefastet hatten, kann man sich leicht vorstellen, dass sie ziemlich schnell lernten, bei welchen Bildern sie kulinarisch verwöhnt wurden. Nach dem ersten Durchgang wurden sie ermuntert, so viel von den Köstlichkeiten zu verzehren, wie sie nur konnten. Dann ging der Test in die nächste Runde: Die Probanden konnten sich wieder aus den Schläuchen verwöhnen lassen, nur dass sie jetzt ja keinen Appetit mehr hatten. Die Nichtgestressten unter ihnen zeigten daher keine rechte Neigung mehr, auf die richtigen Symbole zu klicken. Diejenigen jedoch, die vorher dem Eiswasser-Beobachtungs-Stress ausgesetzt waren, blieben ihrem erlernten Muster treu und klickten weiterhin auf die Kakao- oder Orangensaftsymbole, obwohl sie gar keinen Appetit mehr darauf verspürten. Sie hielten an ihrer Gewohnheit fest, obwohl diese ihren Sinn verloren hatte.

Die Bochumer Studie liefert eine Erklärung für das Phänomen, dass gestresste Menschen mehr als andere vom Übergewicht bedroht sind, weil sie nämlich auch dann noch Kalorienreiches verdrücken, wenn sie eigentlich schon satt sind. Die Untersuchung belegt aber gleichsam einen viel grundlegenderen Mechanismus der menschlichen Psyche, nämlich dass wir unter Stress zum Gewohnheitstier werden. Im Fall von kalorienreichen Softdrinks mag dies zu Übergewicht führen, was zweifelsohne gesundheitsschädlich ist. Doch eigentlich hat dieser Mechanismus einen tiefen biologischen Sinn. Denn wer im Stress steckt, will nicht noch weiter groß nachdenken, sondern die Belastungen im Gehirn minimieren, indem er sich auf bewährte Reaktionsmuster verlässt, die keine mühsame Reflexion mehr erfordern. Nach dem Muster: Besser weitermachen im gewohnten Trott, als das Risiko einzugehen, jenseits der eingetretenen Pfade seine Energie zu verschwenden.

Klosterjahre bringen Lebensjahre

Bekanntermaßen leben Männer im Durchschnitt 5 Jahre kürzer als Frauen. Doch woran liegt das? An den Genen und den Hormonen? Oder aber am ungesunden Lebensstil des Mannes?

Um diese Frage zu beantworten, untersuchte der Rostocker Bevölkerungsforscher Marc Luy die Sterbedaten von über 11 500 Nonnen und Mönchen aus zwölf süddeutschen Klöstern.[27, 28] Denn die – so seine Überlegung – lebten allesamt unter den gleichen Bedingungen, nämlich der Abgeschiedenheit eines Klosters. Wenn also Lebensstilfaktoren wesentlich zu den unterschiedlichen Lebenserwartungen von Männern und Frauen beitrügen, so müssten sie dort bedeutungslos werden.

Und tatsächlich: Nonnen und bürgerliche Frauen erreichen eine weitgehend identische Lebenserwartung. Doch Mönche kommen auf 5 Jahre mehr als ihre männlichen Pendants jenseits der Klostermauern, und damit kommen sie auf den gleichen Wert wie die Frauen. Was zum einen bedeutet, dass Männer und Frauen aus biologischer Sicht ähnlich alt werden sollten. Zum anderen heißt es aber auch, dass es zumindest dem Mann mehr Lebensjahre einbringt, wenn er sie in der Abgeschiedenheit eines Klosters verbringt.

Dies könnte daran liegen, dass es dort weniger Stress gibt und keine Reizüberflutung droht. Oder daran, dass Männer dort nicht ihren konventionellen, maskulin-riskanten Lebensstil pflegen können. Doch Luy wollte nicht nur einfach irgendwelche Hypothesen stricken.

Er fragte auch die Mönche, womit sie sich ihre hohe Lebenserwartung erklären würden. Einige von ihnen verwiesen darauf, dass es im Kloster keinen plötzlichen Eintritt in die Rente gebe, sondern der Übergang ins Alter ohne Zäsur und gleitend erfolge. Die meisten Mönche führten jedoch die stets wiederkehrenden Routinen und Rituale als Ursache für ihr langes Leben an. Letzten Endes stehen jedoch beide Erklärungen für ein bestimmtes und bestimmendes Merkmal ihres Alltags: Dass er nämlich ein Kontinuum ist und von ebenso gewissen wie beruhigenden Gewohnheiten erfüllt wird.

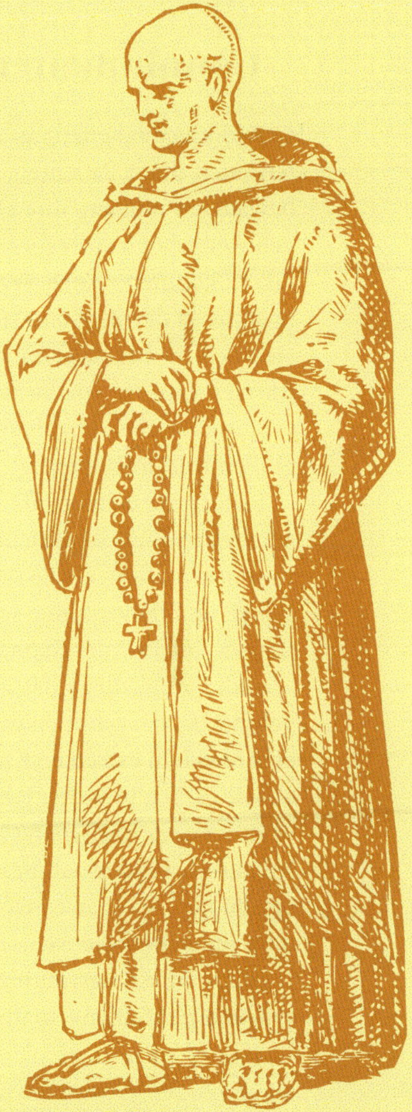

Gewohnheiten stärken die Resilienz

Gewohnheiten helfen uns auch aus Krisen heraus. Psychotherapeuten raten ihren Patienten, die eine Trennung oder einen Trauerfall bewältigen müssen, ihre alltäglichen Rhythmen und Beschäftigungen weitgehend aufrechtzuerhalten, weil sie sonst in ein tiefes Loch fallen könnten. Auch frischgebackene Rentner und Arbeitslose profitieren davon, wenn sie zumindest teilweise so tun, als stünden sie noch im Berufsleben, also weiterhin früh aufstehen, sich jeden Morgen rasieren wie bisher und darauf achten, dass sie auch einen echten Feierabend haben und nicht den kompletten Tag zur Mußeeinheit transformieren.

Selbst angesichts großer Katastrophen ist es wichtig, dass man ein Mindestmaß an Routine beibehält. Unbeteiligte Beobachter waren mitunter irritiert, als sie sahen, wie schnell die Menschen in Tschernobyl und Fukushima wieder ihren alten Gewohnheiten nachgingen. Im Fall der Tsunamikatastrophe wurden sogar besondere »Dulderfähigkeiten« des japanischen Volkes als Erklärung ins Feld geführt. Dabei gehört es zu den psychischen Merkmalen aller Menschen, sich in extremen Krisensituationen möglichst schnell wieder, so wie es sich in vielen Jahrtausenden ihrer Evolution bewährt hat, in ihren ursprünglichen Gewohnheiten einzupendeln. Ein weiteres Verharren im Ausnahmezustand würde nur ihre Energiereserven erschöpfen, sie krank machen und dem Tode nahebringen. Außerdem bräuchten die Menschen »in Katastrophen möglichst schnell wieder eine Alltagsroutine, um ihre traumatischen Erlebnisse verarbeiten zu können«, mahnt Ian Woolverton von der Kinderschutz-

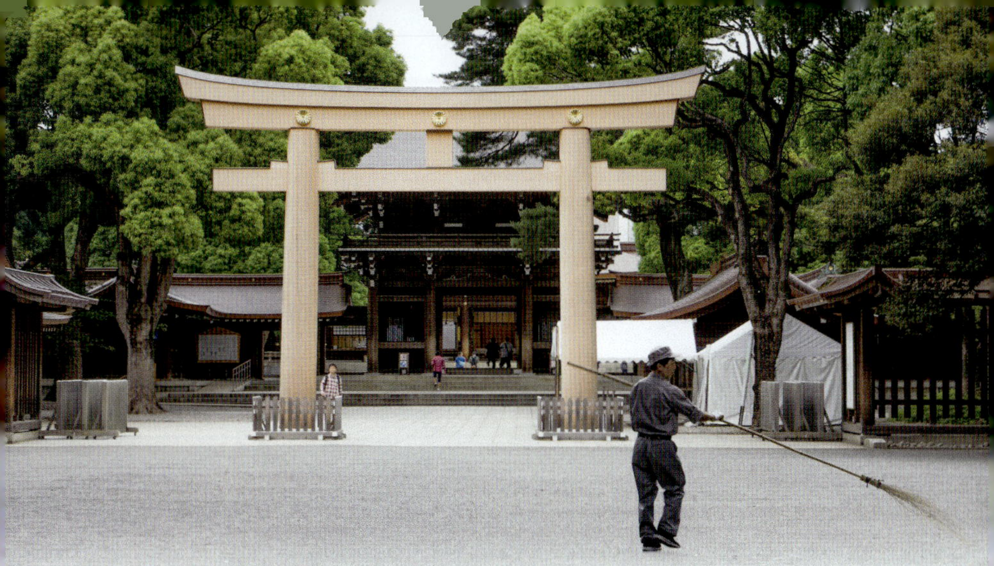

organisation Save the Children. Dies gelte vor allem für Kinder, aber auch für Erwachsene. Wer von ihnen erwartet, dass sie sofort mit der Zukunftsgestaltung beginnen und beispielsweise für ein Leben ohne Atomenergie kämpfen oder wenigstens die Verantwortlichen für den Super-GAU zur Rechenschaft ziehen, wird in der Regel enttäuscht. In einer schweren Krise wollen sie keine Energie für Anklagen oder das Reflektieren über die Zukunft verschwenden, sondern vielmehr Energie sparen, um die Gegenwart heil zu überstehen, und dafür verlassen sie sich auf die Ökonomie der Gewohnheit.

Egal also, ob im normalen Alltag oder im Ausnahmezustand einer schweren Krise: Gewohnheiten, Rituale und Routine stabilisieren unser Leben, indem sie dafür sorgen, dass jeder Griff sitzt, alles seinen Platz hat und alles funktioniert wie von selbst. Das ist nicht nur effizient, sondern auch beruhigend.

Doch ist es nicht vielleicht zu beruhigend, geradezu einschläfernd? Ist es nicht vielleicht gerade dieser Automatismus, der unse-

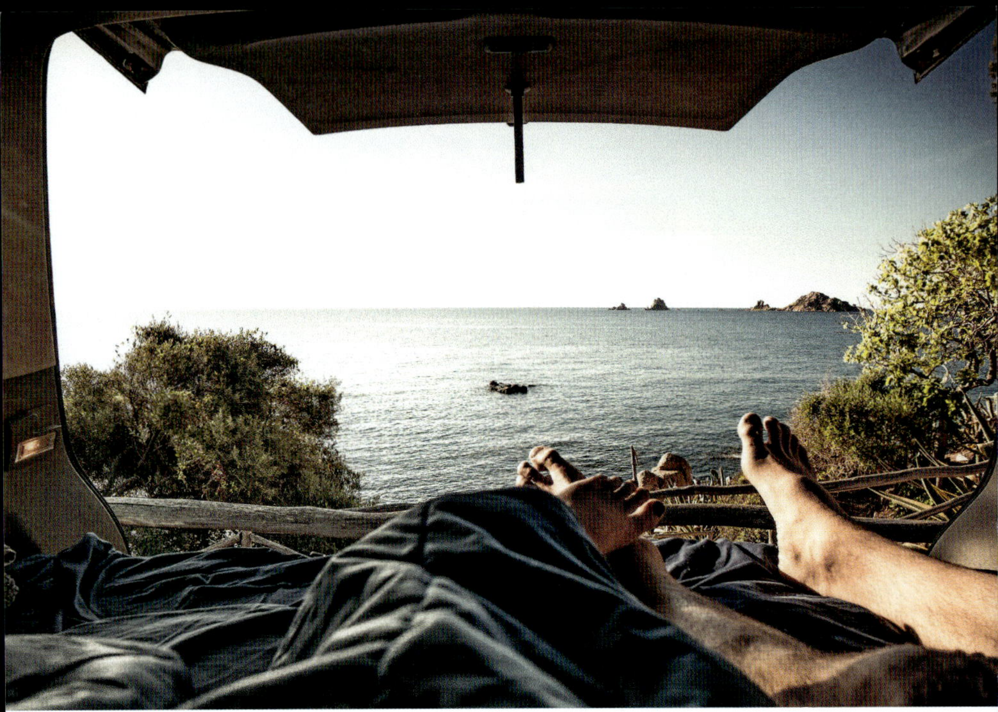

re Entscheidungsfreiheit erdrückt und uns die Lust an den Dingen nimmt? Wo etwa bleibt der Spaß, wenn ich dreimal pro Woche zur gleichen Zeit – trotz Hagelschauer, Tiefkühlfrost und Orkanen! – zum Joggen ausrücke? Kann man noch Lust empfinden, wenn der Sex immer samstags nach dem TV-Abendprogramm stattfindet, weil man ja am Sonntag so schön ausschlafen kann? Können noch Urlaubsgefühle aufkommen, wenn man jedes Jahr den Sommerurlaub im feststehenden Wohnwagen in leicht erreichbarer Autobahnnähe verbringt? Die Antwort hängt davon ab, ob man Lust davon abhängig macht, dass sie sich spontan entwickelt. Aber das ist letzten Endes nichts anderes als Ansichts- und Charaktersache.

Es gibt Menschen, die allzu viel Routine als Hamsterrad und erdrückende Freiheitsberaubung empfinden, und für solche Charaktere passen Gewohnheiten und Lust einfach nicht zusammen. Aber es gibt auch Menschen, die nur dann locker genug zum Empfinden von Lust und Vergnügen sind, wenn ihnen Gewohnheiten und Rituale das Denken abnehmen. Im ersten Fall sorgt Spontaneität für die notwendige Spannung, im zweiten Fall sorgt Routine für die notwendige Entspannung, um Lust empfinden zu können. Ob man das eine oder das andere mehr braucht, das hängt ab vom jeweiligen Individuum und seiner Moral und Lebensgestaltung. Die Vertreter der libertär-spontanen Alternative sollten allerdings bedenken, dass sie vermutlich früher sterben werden als die Gewohnheitstiere. Denn im Hin und Her der Kicks des Augenblicks verläuft das Leben kürzer als im Gleichlauf der Berechenbarkeit.

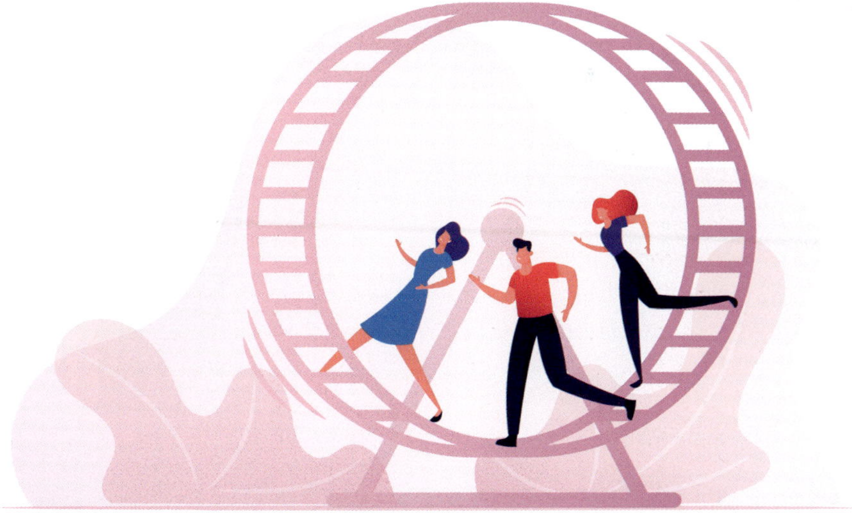

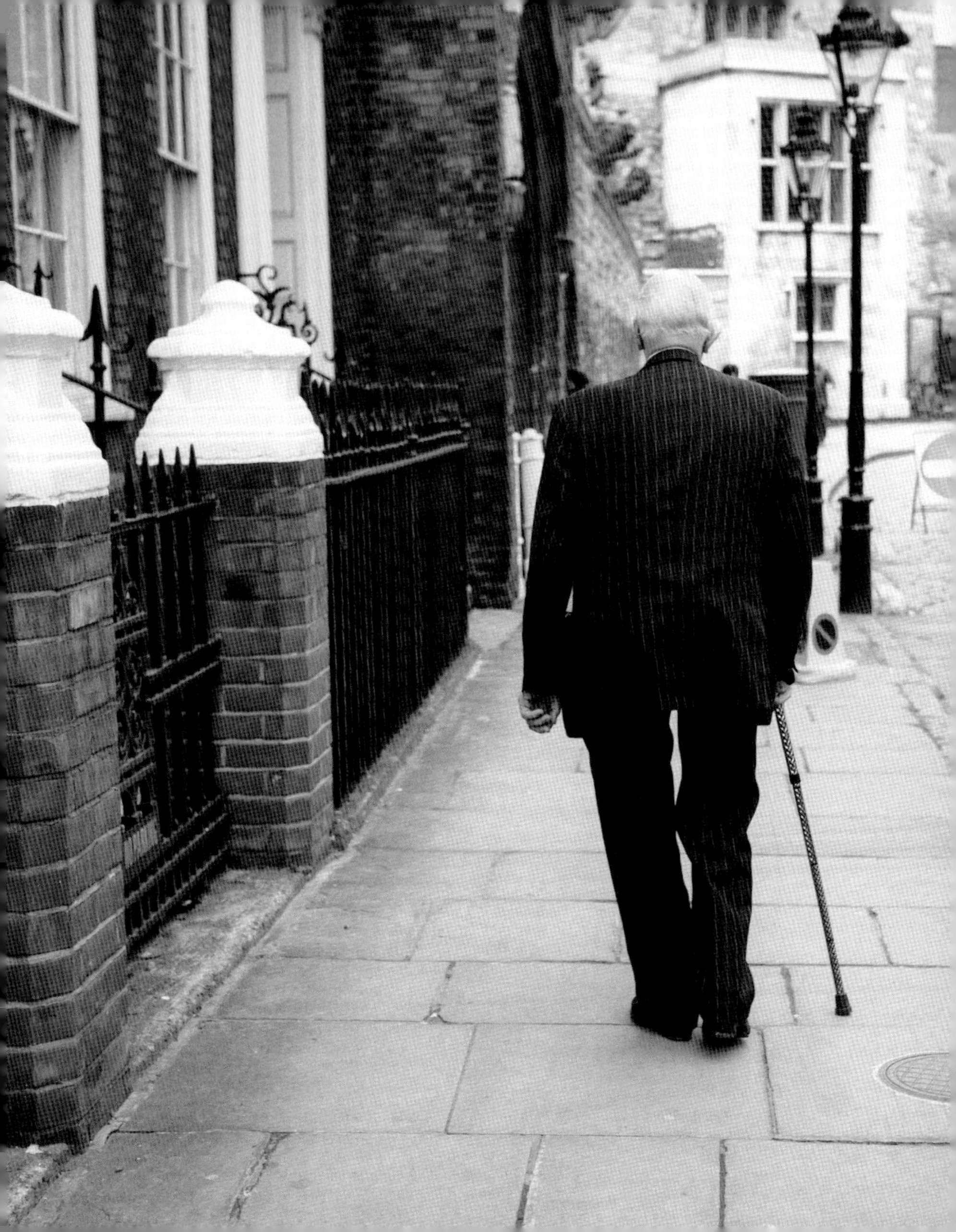

Pfad Nr. 5: Bleiben Sie in Bewegung – aber es muss kein Sport sein!

Schlank, mehr Muskeln – Sportler sind meistens nicht nur gesünder, man sieht es ihnen in der Regel auch an. Doch offenbar trainiert ihre Leidenschaft nicht nur sie selbst, sondern auch dasjenige in ihnen, was streng genommen gar nicht zu ihnen gehört. Denn laut einer US-Studie profitiert auch die Darmflora von regelmäßiger Bewegung.

Das Forscherteam um Jeffrey Woods von der University of Illinois ließ 32 Testpersonen 6 Wochen lang ein Fitnesstraining durchführen, es bestand aus drei Trainingseinheiten pro Woche für jeweils 30–60 Minuten.[29] Vorher, nachher und noch einmal 6 Wochen später untersuchte man die Darmflora der Probanden. Das Ergebnis: Das Training führte zu einer deutlichen Veränderung der Darmflora zugunsten von Bakterien, die für die Produktion von Butyraten zuständig sind. Bei diesen Stoffen handelt es sich um kurzkettige Fettsäuren, die Entzündungen hemmen und die Bildung gesunder Darmzellen anregen. »Unsere Testpersonen hatten ihre ursprüngliche Ernährung beibehalten«, so Woods, »die Veränderung ihrer Darmflora musste mit ihrem Sport zusammenhängen.«

Was der US-Mediziner allerdings bedauerlich findet: 6 Wochen nach dem Sportprogramm war von dem Darmfloraeffekt kaum noch etwas übrig. Es verhält sich also mit den Gästen in unserem Darm wie bei ihrem Wirt: Wenn Sport etwas bringen soll, muss man dranbleiben. Was Woods allerdings noch mehr enttäuschte: Bei stark Übergewichtigen veränderte Sport die Darmflora nur mäßig. Was möglicherweise daran liegt, dass deren Darmflora besonders unflexibel ist. Aber warum ist sie das? »In dieser Hinsicht müssen wir noch weiterforschen«, betont Woods.

Alle Organe haben etwas davon

Nichtsdestoweniger belegt die US-Studie, wie weit die positiven Veränderungen durch Sport reichen können. »Er ist zwar kein Universalheilmittel«, betont Wilhelm Bloch von der Deutschen Gesellschaft für Sportmedizin und Prävention, »aber er hat eine univer-

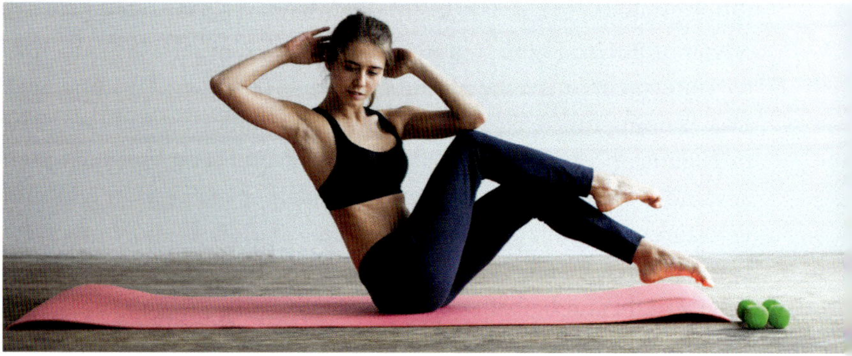

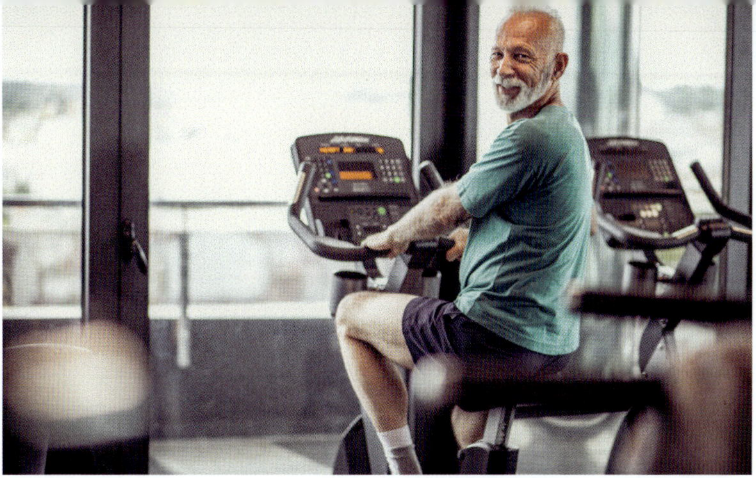

sale Wirkung, durch die man praktisch alle Organsysteme positiv beeinflussen kann.« Denn der Mensch sei von seiner Evolution her »ein Bewegungstier«, das sich aber im Alltag der Wohlstandsgesellschaft nicht mehr entfalten kann. »Und da vermag Sport als Korrektiv anzusetzen«, erläutert Bloch. Er führt uns wieder heran an das ursprüngliche Bewegungskonzept, das die Evolution für uns vorgesehen hat – und darin liegt sein besonderer gesundheitlicher Wert.

Bloch selbst forscht an der Sporthochschule Köln zum Einsatz von Sport in der Behandlung von Multipler Sklerose (MS). »Früher haben wir hier mit einem moderaten Ausdauertraining gearbeitet«, so der Sportmediziner. »Doch mittlerweile hat sich ein Intervalltraining als effektiver herausgestellt.« Bei dieser Methode trainieren die Patienten in hoher Intensität auf dem Fahrradergometer, wobei sich 3-minütige Belastungsphasen mit 90-sekündigen Erholungspausen abwechseln. Der intensive Trainingsreiz bewirkt, dass der Körper auf den Milchsäurestoffwechsel umschalten muss, sodass sogenannte Laktate entstehen – und die stellen für Hirn und Ner-

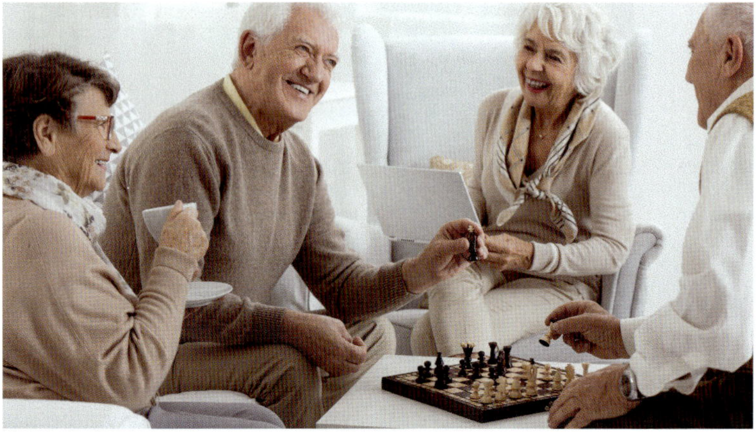

ven eine ergiebige Energiequelle dar. In Studien zeigte sich bereits, dass in dieser Weise Sport treibende MS-Patienten weniger Entzündungen im Gehirn entwickeln. »Und sie zeigten bessere Ergebnisse in Konzentrations- und Gedächtnistests«, so Bloch.

Wie überhaupt Sport zur Verbesserung der kognitiven Leistung beiträgt, und das gilt auch für ältere Menschen. Neurowissenschaftler der Universität Magdeburg ließen vierzig Männer und Frauen zwischen 60 und 77 Jahren entweder 3 Monate lang auf einem Laufband trainieren oder körperlich weniger beanspruchende Dehnungs- und Entspannungsübungen durchführen.[30] Am Ende zeigten die Teilnehmer der Sportgruppe eine weitaus bessere Durchblutung im Hippocampus, einem zentralen Hirnareal für das Gedächtnis, und als man mit ihnen einen Test zum Einprägen von abstrakten Abbildungen durchführte, schnitten sie ebenfalls besser ab. Wobei solche Effekte, wie Bloch betont, nicht nur mit der verbesserten Durchblutung im Gehirn zusammenhängen: »Sport regt auch die Bildung neuer Nervenzellen und Synapsen an.« Dadurch könne er in der Therapie neurodegenerativer Erkrankungen wie Demenz und Parkinson eine wichtige Rolle spielen.

Was aber nichts daran ändert, dass Sport von Medizinern gerade wegen seiner positiven Effekte auf Herz und Kreislauf geschätzt wird. »Sportler haben ein deutlich niedrigeres Infarktrisiko«, erklärt Sportmediziner Winfried Banzer von der Goethe-Universität in Frankfurt, »und falls sie doch einen Infarkt bekommen, haben sie bessere Erholungs- und Überlebenschancen.« Was vor allem daran liegt, dass Sport die Arbeit des Herz-Kreislauf-Systems ökonomisiert. Der Ruhepuls verlangsamt sich, der Herzmuskel wird kräftiger und besser mit Blut versorgt, und körperliche Belastungen werden leichter bewältigt als bei einer »Couch-Potato«, die schon den Ausfall der Rolltreppe im Kaufhaus kaum verkraftet. »Wer sich immer wieder sportlich belastet, sorgt dafür, dass sein Herz-Kreislauf-System im Alltag mehr im Schongang arbeiten kann«, so Banzer.

Sport schützt vor Krebs

Nicht minder bedeutsam sind die Effekte auf die Prävention und Behandlung von Krebs. So stecken Krebspatienten ihre belastende Therapie besser weg, wenn sie währenddessen Sport treiben. Gerade Symptome wie Müdigkeit und Antriebsarmut lassen sich dadurch wirksam reduzieren. Aber man sollte auch den präventiven Effekt nicht unterschätzen, denn regelmäßige Bewegung verbessert die Durchblutung im Körper und trainiert die Immunabwehr. Forscher des Medical Center im US-amerikanischen Rockville fanden bei Freizeitsportlern ein um 20–25 Prozent niedrigeres Risiko für die unterschiedlichsten Krebsarten, vom Bauchspeicheldrüsen- und Nierenkarzinom über Magen- und Darmkrebs bis hin zur Leukämie.[31] Ein Wermutstropfen: Ihr Melanomrisiko, also das Risiko für den schwarzen Hautkrebs, ist um 27 Prozent höher. »Das darf nicht überraschen«, erläutert Studienleiter Steven Moore. »Denn Sportler halten sich länger im Freien auf.« Es würde jedoch nichts daran ändern, dass sie insgesamt besser vor Krebs geschützt sind.

Dies gilt auch im Hinblick auf Arthrose und andere degenerative Knochenerkrankungen. Bei Profifußballern und anderen Leistungssportlern findet man zwar häufiger einen Verschleiß in besonders stark belasteten Gelenken. Doch ansonsten gilt, wie Banzer betont: »Man schützt ein Gelenk nicht vor dem Verschleiß, indem man es nicht bewegt, sondern dadurch, dass man mittels Bewegung einen stabilisierenden Muskelmantel darum aufbaut.« Im Hinblick auf

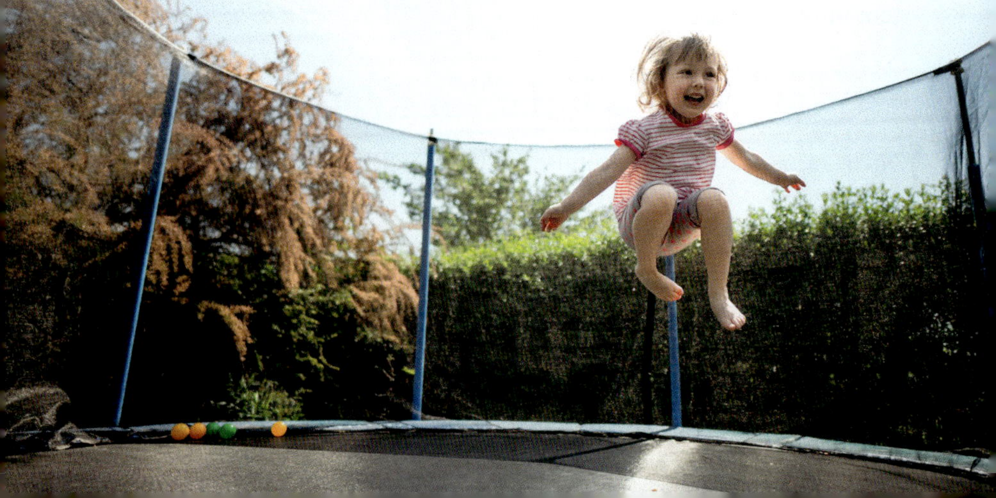

Osteoporose geht es hingegen vor allem darum, dass die beim Sport betätigten Muskeln eine ziehende Kraft am Knochen entfalten und dadurch seine substanzbildenden Zellen mobilisieren. »Man sollte damit am besten schon im Kindes- und Jugendalter anfangen«, rät Banzer. Beispielsweise durch Trampolinspringen und Klettern. Das erfreut sich bei den Kids nicht nur großer Beliebtheit, es kommt dabei auch eher zu den erwünschten Zugkräften am Knochen als bei Sportarten wie Schwimmen und Radfahren, in denen zyklische Bewegungsmuster dominieren.

Sitzen tötet

In einer 14 Jahre währenden Beobachtungsstudie[32] an 120 000 US-Amerikanern zeigte sich: Männer, die täglich 6 Stunden oder mehr sitzend verbringen, haben eine um 20 Prozent höhere Sterberate als die Bis-zu-3-Stunden-Sitzer. Bei den Frauen beträgt der relative Unterschied sogar 40 Prozent. Ein Hauptgrund dafür ist, dass Sitzen zum Übergewicht beiträgt sowie Herz und Kreislauf schädigt. Wendell Taylor von der University of Texas kommt in einer Übersichtsarbeit[33] zu dem Fazit, dass pro Doppelstunde sitzender Tätigkeit das Risiko für Übergewicht und Herz-Kreislauf-Erkrankungen um 5 Prozent ansteigt.

Umgekehrt verlängert es das Leben, wenn man das Sitzen deutlich reduziert. Amerikanische Wissenschaftler haben im *British Medical Journal*[34,35] vorgerechnet, dass es zwei zusätzliche Lebensjahre bringt, wenn man weniger als 3 Stunden sitzend am Schreibtisch verbringt, wobei dies unabhängig davon sei, wie Studienleiter Peter

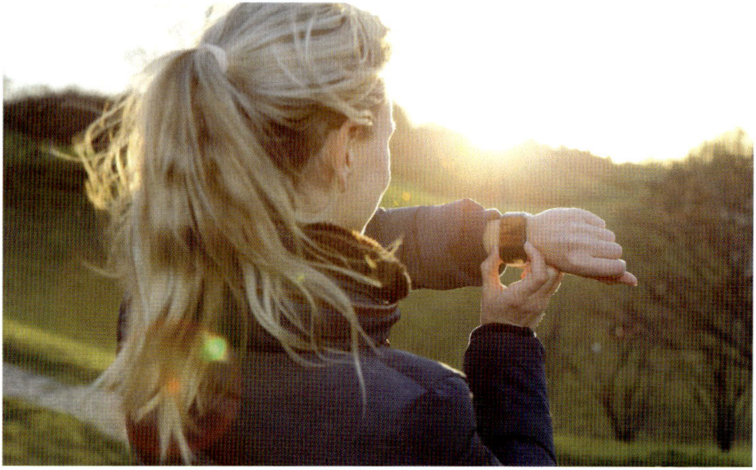

Katzmarzyk von der State University in Baton Rouge betont, mit welcher Aktivität und in welchen Zeitintervallen die sitzfreie Zeit gestaltet wird. Hauptsache also, man erhebt sich von seinem Bürostuhl. »Wer es dann noch schafft, 2 Stunden im Fernsehsessel von seinem Tagesplan zu streichen, gewinnt noch 1,4 weitere Jahre hinzu«, so Katzmarzyk. Macht summa summarum 3,4 Jahre, was schon ein satter Zugewinn ist.

Bei seinen breit gefächerten Wirkungen auf das Organsystem kann es nicht wundern, dass Wissenschaftler herausfanden, wie stark Sport insgesamt zur Lebensverlängerung beiträgt. Ein Forscherteam um Pedro Saint-Maurice vom National Cancer Institute im US-amerikanischen Bethesda fand bei der Auswertung der Schrittmesserdaten von knapp 50 000 Menschen – im Alter von über 40 Jahren – heraus, dass diejenigen, die täglich weniger als 4000 Schritte machten, eine Sterbequote von 76,7 pro 1000 Personenjahre hatten.[36] Mit »Personenjahren« wird die Summe der individuellen Jahre beschrieben, die alle an einer Studie teilnehmenden Personen insgesamt unter Beobachtung standen. Wer hingegen täglich zwischen 4000 und 7999 Schritte ging, hatte ein deutlich geringeres Sterberisiko: 21,4 auf 1000 Personenjahre. Zwischen 8000 und 11 999 Schritten betrug dieser Wert nur noch 6,9 und für alle, die mehr als 12 000 Schritte machten, nicht einmal mehr 5.

Den Alltag wieder mit Bewegung »infizieren«

Die meisten Menschen wissen freilich, dass ihnen Sport guttun würde. Trotzdem können sie sich nicht dazu durchringen. Allein die Vorstellung, dreimal pro Woche hechelnd durch den Wald zu joggen oder sich im Kraftraum abzuplagen, macht ihnen Angst. Und sie haben insofern recht, dass der Mensch von der Evolution zwar auf Bewegung eingestellt ist, aber nicht darauf, viele Stunden in Wäldern zu joggen, in Krafträumen zentnerweise Gewichte zu stemmen oder seinen Körper bei Stretch- oder Yogaübungen zu verbiegen. Doch solche Manöver sind auch gar nicht nötig. »Es geht weniger um den Sport als um die Bewegung«, betont Banzer. »Wer täglich eine halbe Stunde spazieren geht oder mit dem Rad zur Arbeit fährt, ist ebenfalls auf einem guten Weg.« Laut einer amerikanisch-taiwanischen Untersuchung senken sogar schon 15 Minuten »Low-Volume-Aktivitäten« das Sterberisiko um 14 Prozent.[37]

Die »Wiederinfizierung« des Alltags mit kurzfristigen Bewegungspausen – wohlgemerkt im Sinn von Pausen *mit* Bewegung – scheint also die probate Antwort auf die Massenträgheit unserer Tage zu sein. Erstens, weil diese Pausen weniger Aufwand benötigen als der Sport, zu dem man in der Regel zu bestimmten Zeiten bestimmte Orte in bestimmter Kleidung aufsuchen muss. Und zweitens, weil sie in der Summe, sofern die Bewegungseinheiten öfter den Sitzalltag unterbrechen, mehr Auswirkungen auf den Stoffwechsel haben.

In einer australischen Studie[38] an 4700 Probanden zeigten diejenigen, die gar keinen Sport machten, ähnlich günstige Insulin- und Blutfettwerte sowie eine ähnlich schlanke Taille wie ein regelmäßiger Sportler, sofern sie sich nur im Alltag genug bewegten. Gesünder und schlanker als die kompletten Couch-Potatos waren sie allemal. »Die obersten 25 Prozent der Probanden, die am häufigsten Sitzunterbrechungen einlegten, hatten im Schnitt einen um 4,1 Zentimeter geringeren Hüftumfang als die 25 Prozent, die sich am wenigsten bewegten«, berichtet Studienleiterin Genevieve Healy von der University of Queensland. Sie rät daher zu mehr Unbequemlichkeit im Alltag.

Beispielweise dergestalt, dass man Telefone und häufig benutzte Aktenordner so deponiert, dass man für ihre Benutzung aufstehen muss. Auch Stehkonferenzen und -pulte können helfen, und natürlich der ebenso oft gehörte wie ignorierte Tipp, dass man weitgehend auf Fahrstuhl und Auto verzichten und stattdessen auf die Fortbewegung per pedes setzen sollte.

Zu dieser Fortbewegungsvariante gehört natürlich auch das gute alte Spazierengehen. Die Philosophen Kant, Schopenhauer und

Heidegger taten es, die Literaten Goethe und Eichendorff ebenfalls, und sie wurden alle ziemlich alt. Jüngere Studien bestätigen: Bereits 8–12 Kilometer Spazierengehen pro Woche reichen aus, um kognitive Einschränkungen zu halbieren und das Schlaganfallrisiko um immerhin ein Drittel zu senken. Wobei der präventive Effekt umso größer ist, wenn man täglich spazieren geht. Oder sogar, wie der Komponist Richard Strauss, zweimal pro Tag. Dafür braucht man freilich eine Menge Disziplin. Doch die steht als Grundbedingung eines langen Lebens ohnehin über allem.

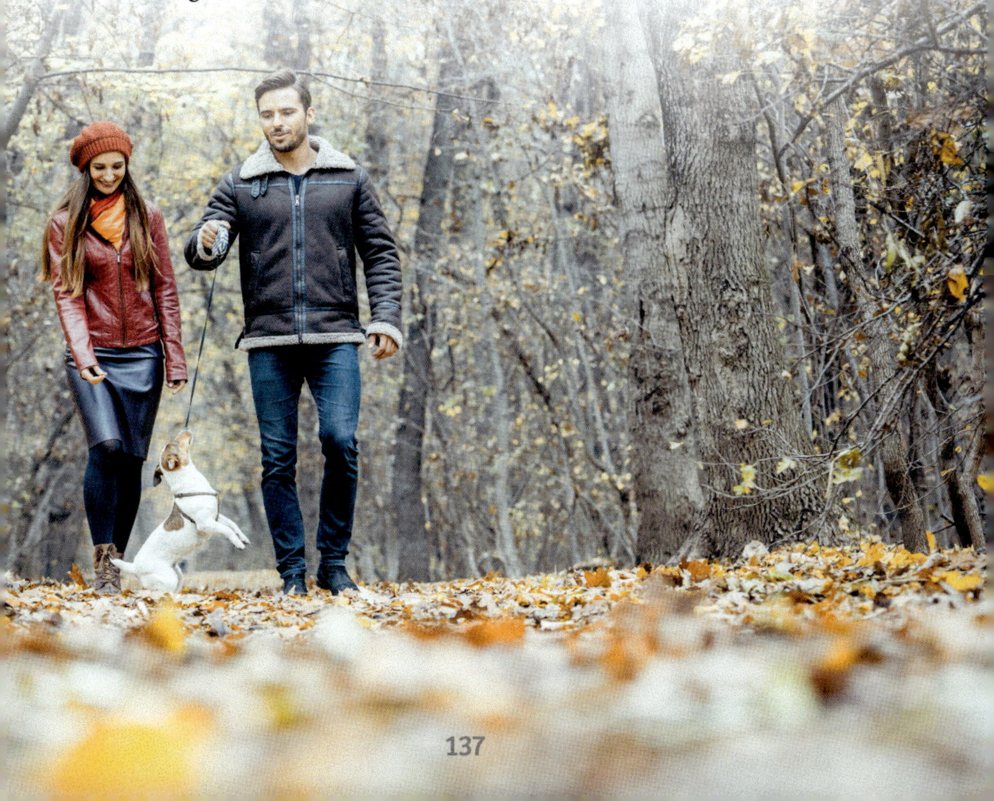

Homeoffice: Die nächste Sitzposition ist immer die beste

In den Hochzeiten der Corona-Epidemie arbeitete in Deutschland etwa jeder zweite Arbeitnehmer im Homeoffice, und es sind immer noch deutlich mehr als vorher. Die Bewegung kommt da schnell zu kurz. Dabei ließe sich das mit sechs relativ einfach praktizierbaren Maßnahmen zur Gestaltung des Homeoffice hinsichtlich des Arbeitsplatzes und der Arbeitseinteilung durchaus vermeiden.

Laptop: Monitor von Tastatur trennen!

Homeoffice heißt meistens, dass man am Laptop arbeitet. Mit dem kann man sich auch aufs Wohnzimmersofa lümmeln, was aber schon anhand der gekrümmten Körperhaltung des Arbeitenden verrät, dass es ungesund für den Rücken ist. Besser, man stellt den Laptop auf einen stabilen Tisch. Monitor und die externen Eingabemittel (Maus und Keyboard) sollten getrennt voneinander sein. Denn der klassische Laptop mit seiner kleinen, mit dem Monitor verbundenen Tastatur und dem integrierten Touchpad provoziert geradezu eine gekrümmte Körperhaltung, die sich ungünstig auf den Rücken auswirkt. Also besser einen separaten Monitor oder – sofern verfügbar – ein Gerät mit abnehmbarem Bildschirm (Detachable Laptop) nutzen. Darüber hinaus sollte die Tastatur keine Bluetooth-Mini-Tastatur sein, sondern die Ausmaße eines klassischen PC-Keyboards haben und mit einer externen Maus verbunden sein.

Obere Monitorkante auf Augenhöhe!

Als Faustregel für die Position des Monitors gilt: Seine Oberkante sollte maximal auf Augenhöhe sein, denn höhere oder niedrigere Positionen führen zu ungünstigen Belastungen im Nackenbereich. Die optimale Kopfhaltung ist leicht nach unten geneigt. Zudem sollte der Bildschirm so ausgerichtet sein, dass kein Sonnenlicht auf ihn scheint. Der Grund: Es verleitet dazu, den Oberkörper ungünstig zu verdrehen, um dem Spiegelreflex auf dem Bildschirm auszuweichen.

Nicht auf dem Stuhl erstarren!

Ein traditioneller Satz der Büroergonomie lautet: Die nächste Sitzposition ist immer die beste. Was konkret heißt: Die Sitzhaltung sollte immer wieder gewechselt werden. Dazu kann man sich auch mal vorne auf die Stuhlkante setzen oder wie ein gelangweilter Pennäler auf den Stuhl fläzen. Selbst völlig verdrehte Positionen, bei der beispielsweise die überschlagenen Beine seitlich zum Tisch gehalten werden, sind erlaubt. Vorausgesetzt, dass man sie nicht länger als 20 Minuten einnimmt und danach am besten noch mal kurz aufsteht.

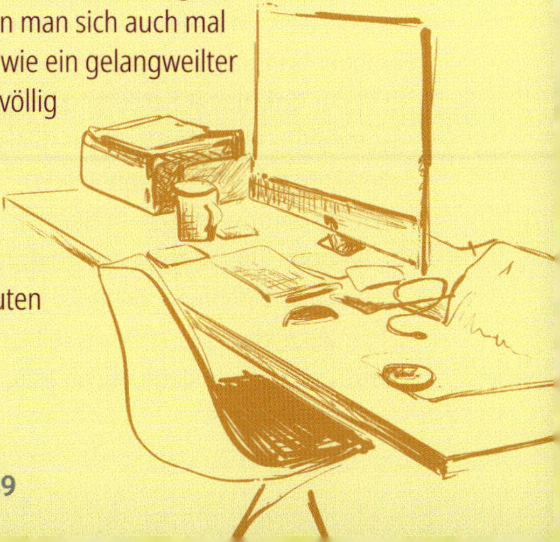

Der Sitzball ist keine Dauerlösung!

Für das bewegliche Sitzen werden immer wieder Sitzbälle und aufblasbare Sitzauflagen vorgeschlagen. Doch in Studien hat sich gezeigt, dass für eine längere Arbeitszeit Stühle mit einem stabilen Stand erforderlich sind. Sitzbälle, aufblasbare Auflagen und dergleichen sind eher Fitness- und Trainingsgeräte. Mit ihnen kann man zwar für ein paar Minuten Bewegung in den Sitzalltag bringen, doch im Dauergebrauch ermüden sie die Muskulatur.

Für Unbequemlichkeiten sorgen!

Telefon, Laptop, Akten, Kaffeetasse, Schokoriegel – auf dem Tisch vieler Homeoffice-Nutzer findet sich alles, was sie brauchen. Mit der Konsequenz, dass sie sich noch weniger bewegen als im normalen Büroalltag. Henner Hanssen vom Departement Sport, Bewegung und Gesundheit der Universität Basel rät daher, »bewusst Unbequemlichkeiten im Homeoffice einzustreuen«. Beispielsweise sein Telefon, den Drucker und die Akten an Orten zu deponieren, für deren Erreichen man aufstehen und sich strecken muss. Außerdem kann man sich bestimmte Rituale auferlegen, die für Bewegung während der Arbeit sorgen. So kann man sich etwa vornehmen, generell im Stehen oder Gehen zu telefonieren. Oder auch, dass man E-Mails mit längeren Textanhängen gelegentlich ausdruckt, um sie dann ebenfalls im Stehen zu lesen.

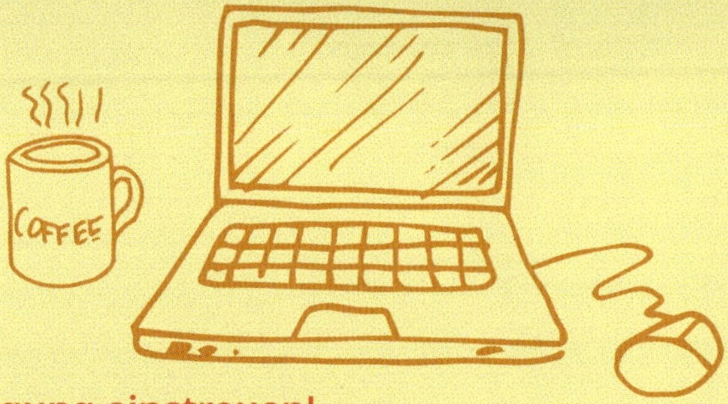

Immer wieder Bewegung einstreuen!

Um dem Bewegungsmangel des Homeoffice entgegenzuwirken, kann man aber auch – am besten alle 2 Stunden – eine Pause für »echte« sportliche Aktivitäten einlegen. Dies geht auch mit wenig Aufwand in den heimischen Wänden. »Kraftübungen etwa kann man mit dem eigenen Körpergewicht ausführen«, betont Hanssen. Dazu zählen etwa Kniebeugen für die Bein- und Gesäßmuskulatur, und der Arm- und Oberkörperbereich lässt sich mit Liegestützen trainieren, die man, wie der Schweizer Sportmediziner ausführt, problemlos der individuellen Fitness anpassen kann: »Man kann sich beispielsweise mit angewinkelten Knien statt mit den Füßen auf dem Boden abstützen, um die Belastung zu reduzieren.«

Dehnübungen lassen sich mit dem Stuhl als Trainingspartner durchführen. Indem man sich etwa mit dem Gesicht zu ihm aufstellt, ein gestrecktes Bein mit der Ferse auf die Sitzfläche stellt und dann entweder den Oberkörper über das gestreckte Bein beugt oder mit dem aufrechten Körper nach unten geht, indem man das Kniegelenk des aufgestellten Beins beugt. Und wer die Beine weit aufspreizt und dann seinen Oberkörper nach vorne durch die Beinschere sacken lässt, braucht noch nicht einmal aufzustehen. Solche Übungen können vor allem dann sinnvoll sein, wenn das Homeoffice unter eingeengten Bedingungen stattfinden muss.

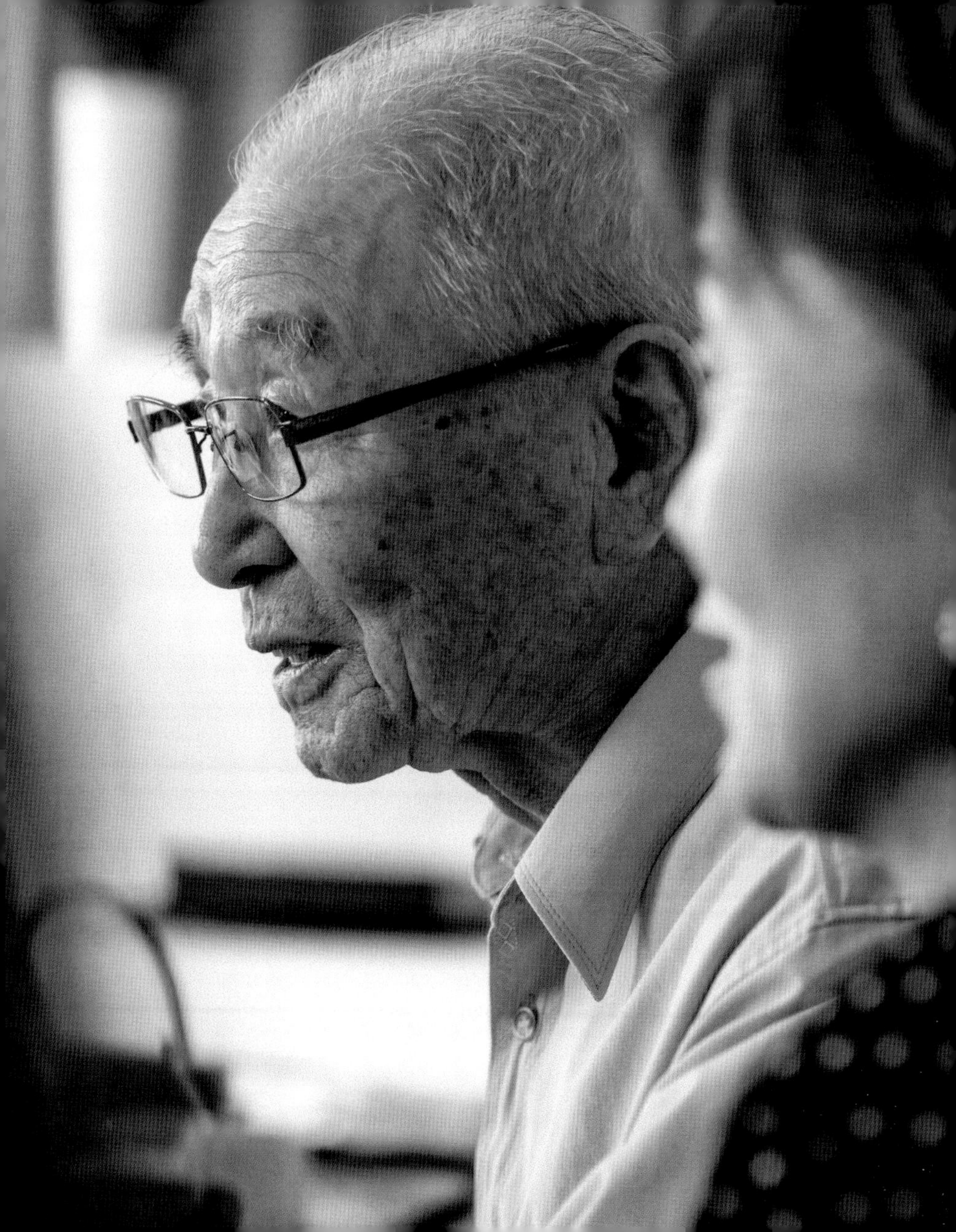

Pfad Nr. 6: Die richtige Ernährung

Weniger hält jung

»Hara hachi bu.« Iss, bis acht von zehn Teilen in dir voll sind! So empfahl es seinerzeit Konfuzius. Für den chinesischen Philosophen stand fest, dass es uns sowohl moralisch als auch gesundheitlich nicht guttun würde, stets alles befriedigen zu können, was uns möglich ist. Also sollte man sich auch beim Essen zurückhalten. Auf der japanischen Insel Okinawa beherzigt man diese alte Regel schon seit vielen Jahrhunderten. Man isst dort nicht mehr als 1900 kcal pro Tag, mit der Folge, dass sich der BMI (Body-Mass-Index = Gewicht in Kilogramm durch Körpergröße in Metern zum Quadrat) stabil auf Werte von 18 bis 22 eingependelt hat. Im Unterschied zu den angespeckten 26, die sich hierzulande eingebürgert haben.

Darüber hinaus findet man in Okinawa dreimal mehr Über-100-Jährige als in anderen Gebieten Japans, wo man ja auch schon sehr alt wird. Nämlich 50 auf 100 000. Kaum ein Land auf der Welt kann da mithalten. Dies dürfte ebenfalls mit dem Acht-von-Zehn-Prinzip zu tun haben. Denn Studien zeigen, dass sich dadurch das Risiko für zahlreiche Krankheiten senken und umgekehrt die Lebenserwartung steigern lässt.

Für viel Aufsehen sorgten etwa die Versuche an der University of Wisconsin, die von einem Forscherteam um die Mediziner Julie Mattison und Richard Weindruch durchgeführt wurden.[39] Dort beobachtete man über Jahre hinweg 38 Rhesusaffen, die 70–80 Prozent weniger als sonst zu essen bekamen, und verglich ihre körperliche und gesundheitliche Entwicklung mit der von Affen, die das übliche Fütterungsprogramm erhielten. Das Ergebnis: Die normal verköstigten Tiere bekamen dreimal so oft schwere Krankheiten wie etwa Diabetes und Krebs. Und das hatte natürlich Folgen auf ihre Lebenserwartung: Sie lag bei 26 Jahren, die typisch sind für Rhesusaffen, die in Gefangenschaft gehalten werden. Im Unterschied zu den 28 und 30 Jahren, mit denen sich die männlichen beziehungsweise weiblichen Tiere vom Leben verabschiedeten, die man auf Sparkost gesetzt hatte. Rechnet man das auf die Lebensspanne eines Menschen um, käme man auf einen Unterschied von 4 bis 8 Jahren. Was sicherlich nicht ganz korrekt wäre, weil Rhesusaffen keine Menschen sind und wir auch – in der Regel jedenfalls – nicht in Gefangenschaft gehalten werden. Aber laut Weindruch könne man zumindest den

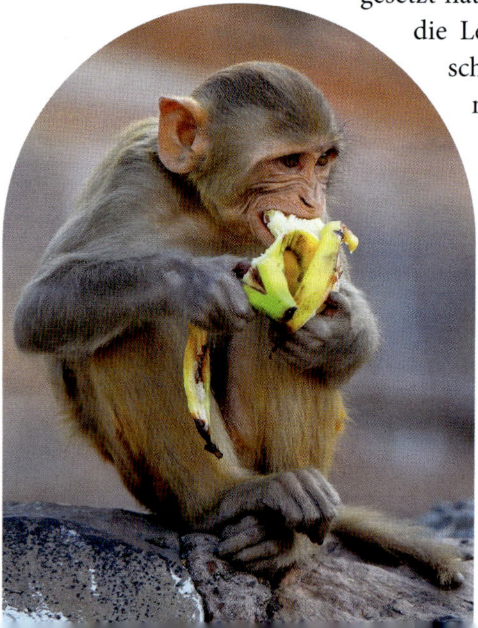

Trend übertragen, »die Entstehung von Krankheiten verläuft bei beiden Spezies sehr ähnlich«. Wir können also festhalten: Wer seine Kalorienzufuhr deutlich einschränkt, darf mit einem längeren Leben rechnen; unabhängig davon, ob er ein Affe oder ein Mensch ist. Doch für den Menschen ist unklar, wie viele Lebensjahre ihm das womöglich bringt.

Hinzu kommt, dass die Affen der US-amerikanischen Studie zwar unterschiedliche Mengen, ansonsten aber genau das gleiche Futter bekamen. Das ist beim in Freiheit lebenden Menschen definitiv anders. Und die Zusammensetzung der Nahrung ist für seine Lebenserwartung mindestens genauso wichtig wie die Menge.

Fischesser leben länger

Vegetarier und Veganer essen kein Fleisch beziehungsweise gar keine tierischen Produkte, weswegen ihre Ernährungsform als besonders gesund eingeschätzt wird. Doch ist das wirklich so? Die meisten Studien zu den gesundheitlichen Auswirkungen einer fleischlosen Ernährung haben meistens nur eine geringe Aussagekraft. Sie bestätigen zwar, dass Veganer und Vegetarier länger leben und auch seltener unter einigen chronischen Erkrankungen leiden, doch es wurde nie klar, ob dies an ihrem Ernährungsstil oder generell an ihrer gesünderen Lebensweise liegt.

So ermittelte der Wiener Ernährungswissenschaftler Ibrahim Elmadfa, dass strenge Veganer – sie verzehren weder Fleisch noch Milch- und Eierprodukte – keinerlei Mangelerscheinungen entwickeln, obwohl sie viel weniger Vitamin B_{12}, Kalzium und Vitamin D

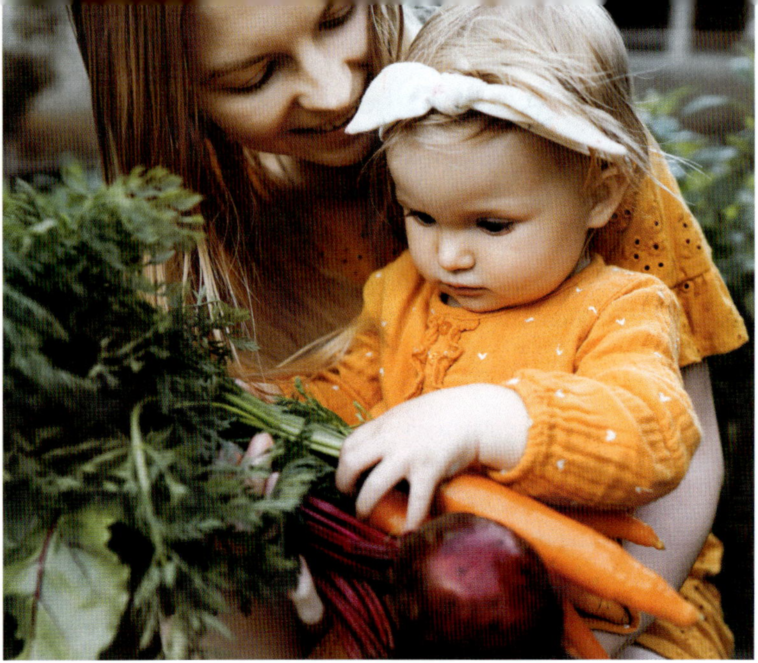

verzehren, als gemeinhin empfohlen wird.[40] Elmadfas Erklärung: Wie alle Vegetarier federn auch Veganer potenzielle Mangelprobleme dadurch ab, dass sie einen Lebensstil führen, der den Bedarf an gesundheitsfördernden Substanzen herunterschraubt. Sie bewegen sich mehr, trinken weniger Alkohol, »und Raucher«, so der österreichische Forscher weiter, »findet man unter ihnen ohnehin nur äußerst selten«. Kalziumräuber wie Cola-Getränke und Schmelzkäse sind ebenfalls untypisch für ihren Speiseplan, und sie halten sich auch mehr im Freien auf, sodass die körpereigene Vitamin-D-Produktion mobilisiert wird.

Vegetarier essen also nicht nur anders, sie leben auch anders, und das erschwert eine Aussage über die konkreten Konsequenzen ihres

Ernährungsstils. Eine mögliche Lösung dieses Problems wäre, dass man eine Bevölkerungsgruppe untersucht, deren Mitglieder sich einerseits streng einem einheitlichen Lebensstil verpflichtet haben, andererseits aber unterschiedliche Speisepläne zulassen – und genau diesen methodischen Weg wählten Michael Orlich und sein Forscherteam von der kalifornischen Loma Linda University.[41]

Ihre Probandengruppe bestand aus über 73 000 Siebenten-Tags-Adventisten, die als religiöse Gemeinschaft einen homogenen Lebensstil pflegen: kein Schweine- und Pferdefleisch, weder Alkohol noch Tabak, aber ansonsten nicht zu asketisch. Viele Adventisten sind Vegetarier, aber eben nicht alle. »Etwa 15 Prozent von ihnen essen auch Fleisch«, erklärt Orlich, und das macht sie zu einer idealen Gruppe, um die Gesundheitsdaten von Vegetariern und Omnivoren miteinander zu vergleichen.

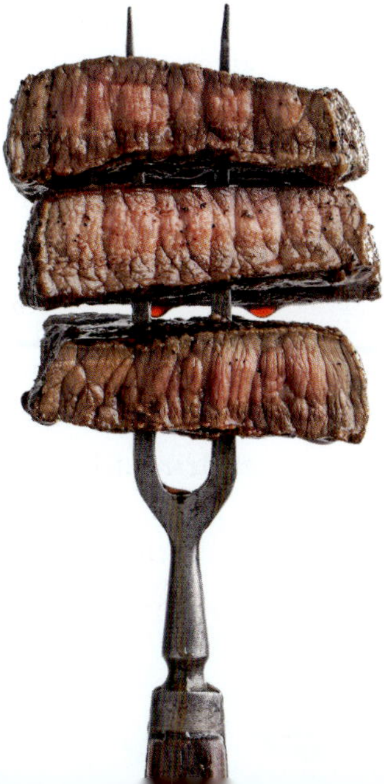

Die Studie erfasste die Daten aus 6 Jahren, und in diesem Zeitraum starben bei den Vegetariern 12 Prozent weniger Menschen als bei den Fleischessern. Allerdings ging dieser Unterschied vor allem auf das Konto der Männer, während bei den Frauen gerade mal eine Differenz von 7 Prozent herauskam, was man kaum noch als signifikant bezeichnen kann. Die Vegetarier starben zwar seltener an Herz-Kreislauf-Erkrankungen, aber ungefähr genauso oft an Krebs wie die Fleischesser. Die größten Pluspunkte hatten sie bei schweren Nieren- und Drüsenproblemen. »Dies liegt vermutlich daran, dass sie seltener an Diabetes leiden«, vermutet Orlich. Und das, so muss man weiterhin vermuten, liegt wahrscheinlich daran, dass sie seltener mit Übergewicht zu kämpfen haben.

Große Unterschiede zeigen die Sterbequoten, wenn man die einzelnen Varianten des Vegetarismus betrachtet. Den Ovo-Lacto-Vegetariern erging es nicht viel besser als den Fleischessern, was wohl nicht nur daran liegt, dass sie ähnlich hohe Kalorienmengen verzehren, sondern auch daran, dass Milch gerade für Männer nicht so gesund ist, wie man lange Zeit angenommen hat. So steht das Kuhprodukt mittlerweile sogar im Verdacht, das Prostatakrebsrisiko zu erhöhen, weil es die körpereigene Bildung von Vitamin D unterdrückt, das als wirksamer Schutzfaktor der Vorsteherdrüse gilt. Eier wirken zwar nicht so dramatisch auf die Cholesterinwerte, wie man lange angenommen hat, doch dafür wird ihr Lezithin im Darm zu einem Molekül abgebaut, das Arteriosklerose fördern kann.

Ist es also besser, ganz auf tierische Produkte zu verzichten? Nicht unbedingt. Denn am besten schnitten in der Adventisten-Studie nicht etwa die strengen Veganer, sondern die Pesco-Vegetarier beziehungsweise Pescetarier ab, die als einziges tierisches Produkt den Fisch auf ihrem Teller zulassen. Ihre Sterbequote war um 19 Prozent niedriger als bei den Fleischessern, und unter den Männern sogar um 27 Prozent niedriger.

Fazit: Wer seinen Speisezettel auf Obst, Gemüse und Fisch konzentriert, lebt am längsten.

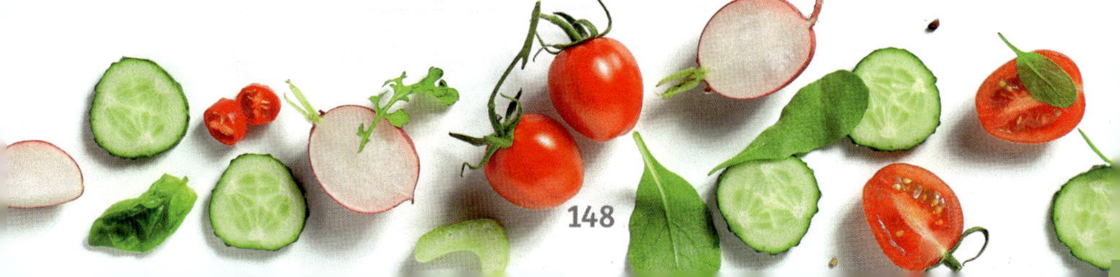

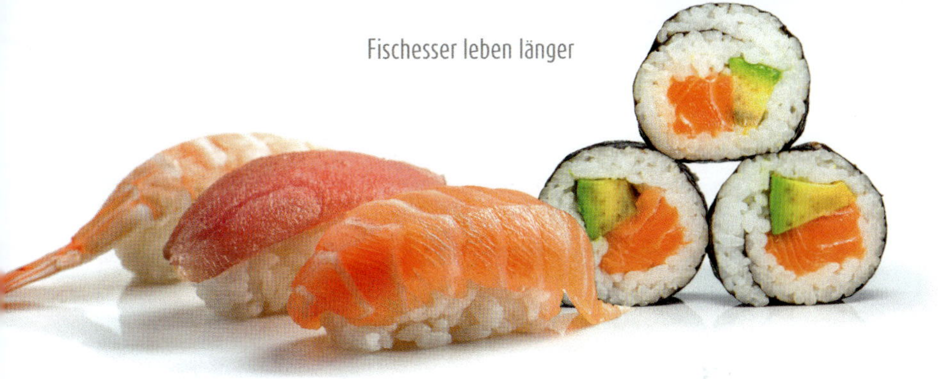

Die lebensverlängernde Wirkung von Fisch bestätigt nicht nur die Erhebung an den Adventisten. So sterben in Deutschland über 18-mal so viele Menschen am plötzlichen Herztod wie in Japan, wo praktisch täglich Fisch auf den Tisch kommt und weitaus weniger Fleisch gegessen wird. Kardiologische Studien zeigen, dass der regelmäßige Grätentierverzehr das Infarktrisiko um 44 Prozent zu senken vermag. Allerdings nur dann, wenn der Fisch gekocht und einfach gebraten war. Für Fischburger und frittierten Fisch findet man hingegen keine präventiven Effekte. Was wieder einmal zeigt: Je weniger ein Nahrungsmittel verarbeitet und verfremdet wird, desto besser.

In der sogenannten DART- Studie[42] aus dem Jahre 1989, die an 2033 Männern mit überstandenem Herzinfarkt durchgeführt wurde, reduzierte sich die Mortalität aller Ursachen um 29 Prozent, wenn man den Probanden den Rat gegeben hatte, zweimal in der Woche fetten Fisch zu essen. Doch woran liegt das? Eine Antwort liegt in den Omega-3-Fettsäuren des Fischs. Sie dämpfen das Entzündungsgeschehen im Körper, stabilisieren Herzrhythmus, Immunsystem und Blutzuckerspiegel und schützen vor Arteriosklerose sowie Allergien. Außerdem besteht das Gehirn des Menschen zu

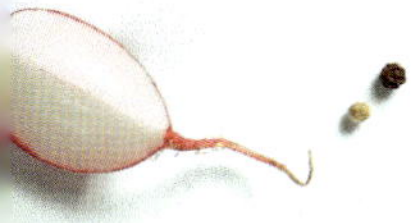

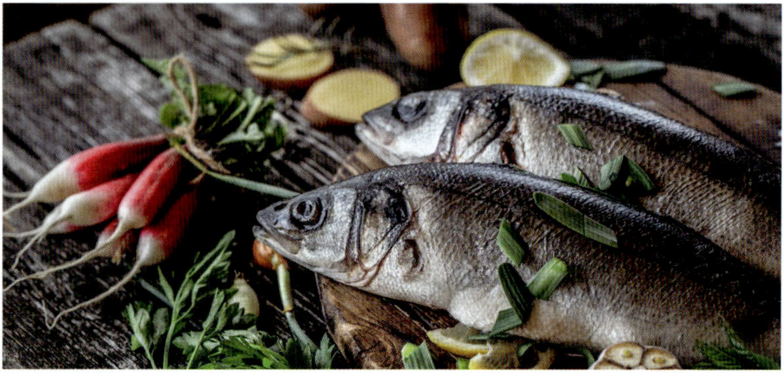

rund 60 Prozent aus Kephalinen und Lezithinen, deren Biosynthese auf Omega-3-Fettsäuren basiert.

Man muss allerdings auch ins Kalkül ziehen, dass Fisch eine ergiebige Quelle für Eisen und hochwertige Proteine darstellt und seine Konsumenten dadurch weniger Fleisch und die damit verbundenen Fette essen müssen, um sich mit diesen Stoffen zu versorgen. Die Stärke des Fischverzehrs liegt nicht nur in dem, was man zu sich nimmt, sondern auch in dem, was man dadurch weglassen kann.

Zudem entspricht der Fisch unserer ursprünglichen Ernährungsweise. So vertritt der Berliner Evolutionsbiologe Carsten Niemitz die Ansicht, dass sich der zweifüßige Gang des Menschen daraus entwickelt hätte, dass er durch Flüsse, Seen und Küstenwasser waten musste, um sich aus deren Fisch- und Muschelbestand – allesamt ergiebige Eiweißquellen – bedienen zu können. Dies würde bedeuten, dass der Fischverzehr schon sehr früh in der Entwicklungsgeschichte des Menschen installiert war und dadurch so etwas wie seine »ursprüngliche Ernährungsweise« darstellt, die seinen biologischen Bedürfnissen besonders entgegenkommt.

Zuckeresser sterben früher

Meiden Sie gesättigte Fette! So predigen es Ärzte seit Jahrzehnten. Den Patienten wird ans Herz gelegt: keine Butter, keine Wurst, und wenn Fleisch, dann am besten nur als Hähnchenbrust, und die selbstverständlich ohne die fette Haut. Denn der Speiseplan sollte möglichst wenig gesättigte Fettsäuren enthalten. Tatsächlich aber könnte es für viele Menschen hilfreicher sein, ganz andere Bestandteile der Ernährung zu reduzieren: nämlich den Zucker.

Ein US-amerikanisches Forscherteam hat knapp 12 000 Männer und Frauen darauf untersucht, inwieweit ihr Zuckerkonsum über einen Zeitraum von fast 15 Jahren die Wahrscheinlichkeit erhöht, an einem kardiovaskulären Ereignis (also etwa einem Infarkt oder Schlaganfall) zu versterben.[43] Dabei orientierte man sich an den Vorgaben der Weltgesundheitsorganisation (WHO), wonach es für

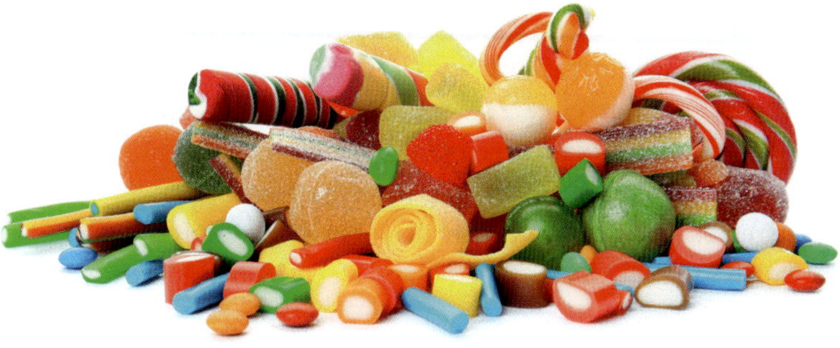

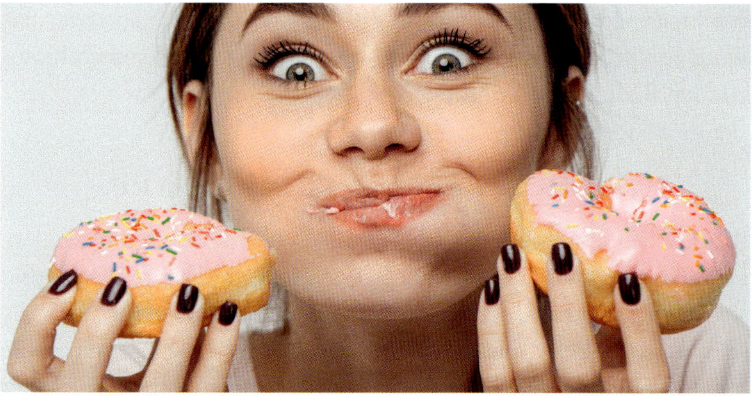

uns am besten ist, wenn wir den Kalorienanteil aus Zucker unter 10 Prozent halten. Studienteilnehmer, die sich daran hielten, wurden mit Teilnehmern verglichen, die einen etwa doppelt so hohen Zuckeranteil in der Kost hatten (16–21 Prozent).

Es zeigte sich: Bei einem hohen Konsum erhöhte sich das Risiko für einen kardiovaskulären Tod um 38 Prozent, und bei noch höherem Zuckerkonsum verdoppelte es sich sogar. Betrug der mittlere Zuckerkalorienanteil in der Nahrung 11,4 Prozent, führte dies binnen 15 Jahren bei einem von 265 Probanden zu einem kardiovaskulären Tod. Bei einem Zuckeranteil von 25,2 Prozent in der Kost kam hingegen schon ein kardiovaskulärer Todesfall auf 22 Probanden. »Dies bedeutet, dass bereits ein zuckerhaltiges Getränk am Tag das kardiovaskuläre Sterberisiko erheblich nach oben treibt«, warnt Studienleiter Quanhe Yang von den Centers for Disease Control and Prevention in Atlanta.

Patty Siri-Tarino und Ronald Krauss vom Oakland Research Institute kommen zu einem ähnlichen Ergebnis.[44] Sie haben die wissenschaftliche Datenlage dazu überprüft, inwieweit unterschiedliche Ernährungsstile mit den Cholesterinwerten und dem Herzinfarktrisiko zusammenhängen. Ihr erstes Resümee: Es gibt keine belastbaren Beweise dafür, dass der Verzehr von tierischen Fetten einen Einfluss auf die Quote der Herzerkrankungen hätte. »In den USA beispielsweise wurde seit den 1970er-Jahren im Zuge der Low-Fat-Welle der Fettanteil in den Nahrungsmitteln immer weiter reduziert, und trotzdem verdoppelte sich die Quote der Übergewichtigen, die Diabetesrate ging auf das Dreifache hoch und Herzinfarkte sind immer noch der größte Killer im Land«, so Krauss, der in Oakland zu Arteriosklerose und Ernährung forscht.

Beim Verzehr von Zucker sieht die Situation jedoch anders aus. »Er ist eine Größe, die einen weitaus größeren Einfluss auf die Quote der Herzerkrankungen hat«, so Krauss. 2007 fanden holländische Forscher in einer Studie[45] an rund 15 000 übergewichtigen Frauen heraus, dass diejenigen, die am meisten Haushaltszucker – beispielsweise in Form von Softdrinks und gesüßten Cornflakes – auf dem Speiseplan hatten, ein um knapp 80 Prozent erhöhtes Risiko für eine koronare Herzerkrankung besaßen.

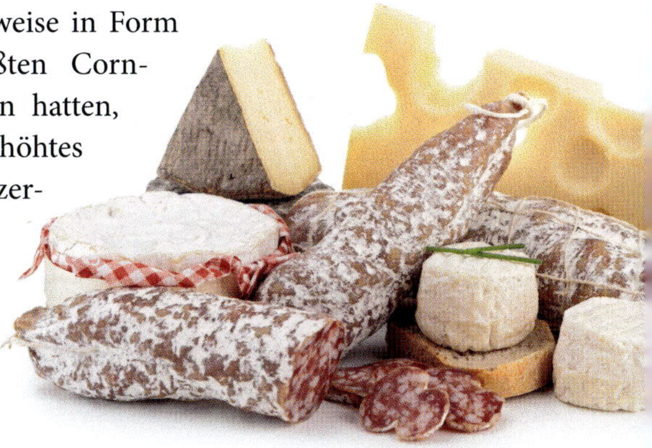

Krauss selbst untersuchte mit der schwedischen Ernährungswissenschaftlerin Emily Sonestedt an 4300 Männern und Frauen, wie sich der Zuckerkonsum konkret auf den Cholesterinspiegel auswirkt.[46] Demnach sorgt er dosisabhängig dafür, dass die LDL-Werte in die Höhe gehen, während die HDL-Werte deutlich in den Keller sacken. Es passiert folglich genau das, was jedem Kardiologen und Herzpatienten die Schweißperlen auf die Stirn treibt. Besonders brisant ist der Trend beim HDL, das im Unterschied zum LDL eher als Schutzfaktor für die Blutgefäße eingeschätzt wird, weil es das Cholesterin von dort zur Leber abtransportiert. In der Studie variierten die HDL-Werte zwischen denjenigen, die am wenigsten Zucker verzehrten, und den »Sugar-Junkies«, die besonders eifrig zu Softdrinks und anderen Zuckerbomben griffen, um bis zu 300 Prozent!

Doch wie kann sich ausgerechnet eine zuckerlastige Ernährung so stark auf unsere Cholesterinwerte auswirken? Die Antwort steckt in der Insulinresistenz. Nach einer zuckerreichen Mahlzeit steigt nämlich im Blut der Blutzuckerspiegel so stark an, dass die Bauchspeicheldrüse mit einer hohen Ausschüttung von Insulin antwor-

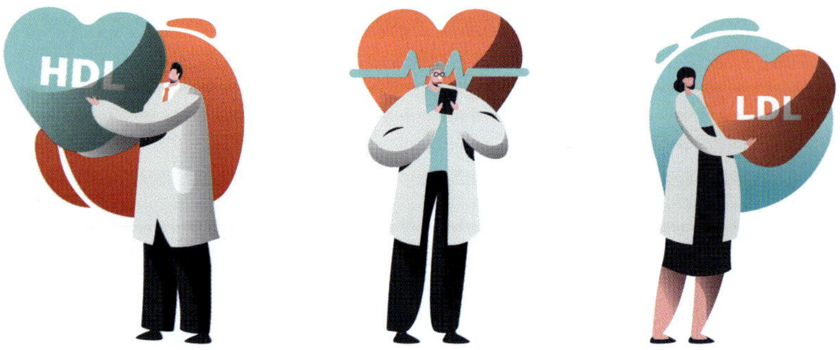

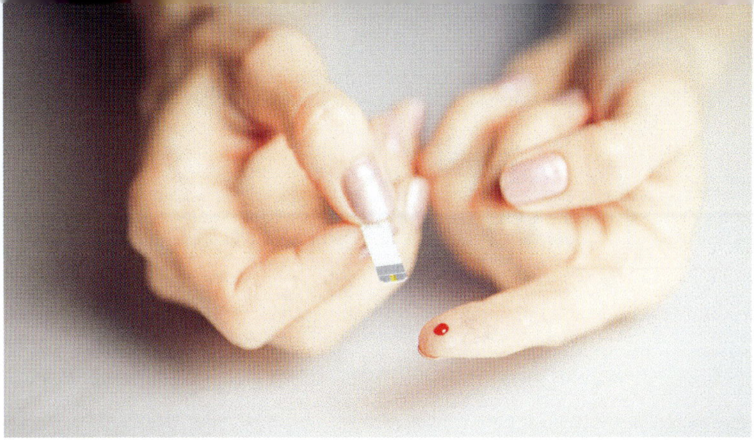

ten muss, um den Zucker aus dem Blut zu entfernen und ihn den Körperzellen zuzuführen. Wenn dies jedoch immer wieder passiert, sperren sich irgendwann die Körperzellen vor der Zuckerflut, weil sie – gerade in unseren bewegungsarmen Zeiten – keine Verwendung mehr für all die zugeführte Energie haben. Die Strategie, die sie dafür wählen: die Insulinresistenz. Das heißt, sie versiegeln einfach die Schlüssellöcher für genau das Schlüsselhormon, das ihnen normalerweise den Zucker bringt.

Die direkte Konsequenz daraus liegt auf der Hand: Der Zuckerspiegel steigt. Eine weitere Folge ist aber auch, dass durch das viele Insulin im Blut – es wird ja nicht mehr in die Zellen gelassen! – ein bestimmtes Enzym aus dem Dornröschenschlaf geweckt wird: Lipoproteinlipase. Und das zeigt bereits in seinem Wortstamm, dass es einen engen Bezug zu Lipoproteinen hat, also auch zu den High und Low Density Lipoproteinen (HDL und LDL), den Hauptprotagonisten im Cholesterindrama.

Die erwachte Lipoproteinlipase sorgt nun dafür, dass HDL gar nicht mehr dazu kommt, sein Cholesterin an die Leber abzugeben.

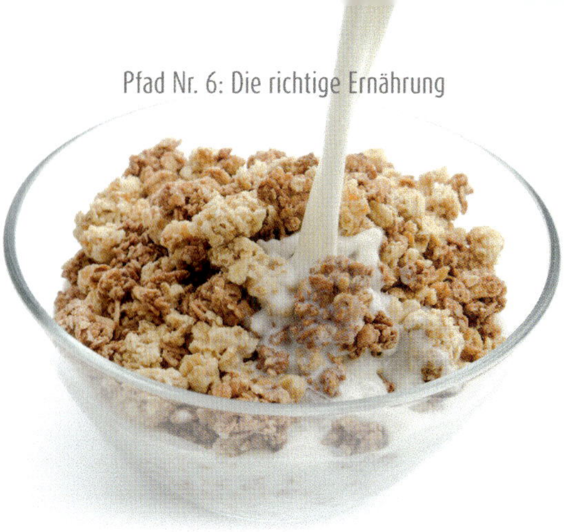

Es wird vorher schon von anderen Lipoproteinen gekapert, aus denen am Ende jene LDL-Partikel entstehen, die entscheidend zur Arteriosklerose beitragen. Der Prozess, der dazu führt, ist überaus komplex. Aber man kann den Einfluss zuckerreicher Ernährung auf den Cholesterinwert wie folgt zusammenfassen: Sie entkernt die Truppen, die eigentlich unsere Blutgefäße vor Arteriosklerose schützen sollten, um diesen Kern dann ausgerechnet jenem Heer zuzuführen, das unsere Blutgefäße mit Arteriosklerose überzieht. Der reinste Fall von Fahnenflucht!

Gründe genug also, auf den Zuckergehalt seines Speisezettels zu achten. Doch das ist nicht einfach. Denn den meisten Lebensmitteln merkt man nicht an, dass sie vor Zucker strotzen. Man kann es oft noch nicht einmal schmecken. So kann eine 30-Gramm-Portion Ketchup 3 Stücke Würfelzucker, eine Portion Knuspermüsli 11,5 und ein Glas Traubensaft sogar 18 Stücke Würfelzucker enthalten. Selbst Hamburger, Salami und Leberwurst werden teilweise gesüßt, und das gilt selbst für viele Bio-Produkte.

Versteckter Zucker in Nahrungsmitteln

(Angaben in Gramm/100 Gramm)	
Nuss-Nougat-Creme	57
Orangenmarmelade	70
Kinderjoghurt	14
Schokomilch	14
Cola-Getränk	11
Multivitaminsaft	11
Glühwein	10
Tomatenketchup	24
Krautsalat	12
Heringssalat	8

Zucker versteckt sich auf den Lebensmittelverpackungen auch unter folgenden Begriffen: Süßmolkenpulver, Dextrose, Glukosesirup, Laktose, Fruktose, Maltodextrin, Molkenerzeugnis.

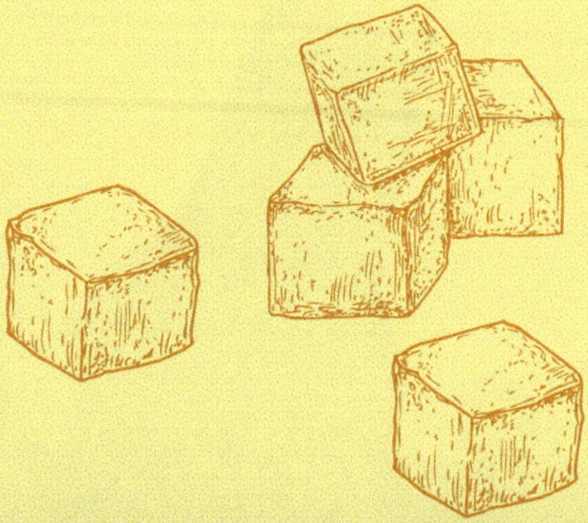

Als Grundregel für einen reduzierten Zuckerkonsum empfiehlt sich, dass man auf Produkte ausweicht, die weniger von der Lebensmittelindustrie vermarktet und auch weniger von ihr verarbeitet worden sind. Denn Vermarktung und Verarbeitung bedeuten in der Regel, dass viel Zucker zum Einsatz kommt, um die Kunden zum Kauf des betreffenden Produkts zu verführen.

Softdrinks wie Cola und Limonaden, aber auch Biermischgetränke, Sportlerdrinks und Fruchtsäfte sollten komplett gestrichen werden, weil sie nicht nur viel Zucker enthalten, sondern auch kaum Sättigung erzielen, sodass man trotz des angehobenen Blutzuckerspiegels weiterhin hungrig bleibt. Dieses Argument wird auch nicht dadurch entschärft, dass vielen Softdrinks, Fruchtjoghurts und Süßigkeiten der »Alternativzucker« Fruktose zugesetzt ist. Er wird zwar nicht über die Insulinachse verstoffwechselt, doch mittlerweile zeigen Studien, dass er in großen Mengen ähnlich schädlich ist

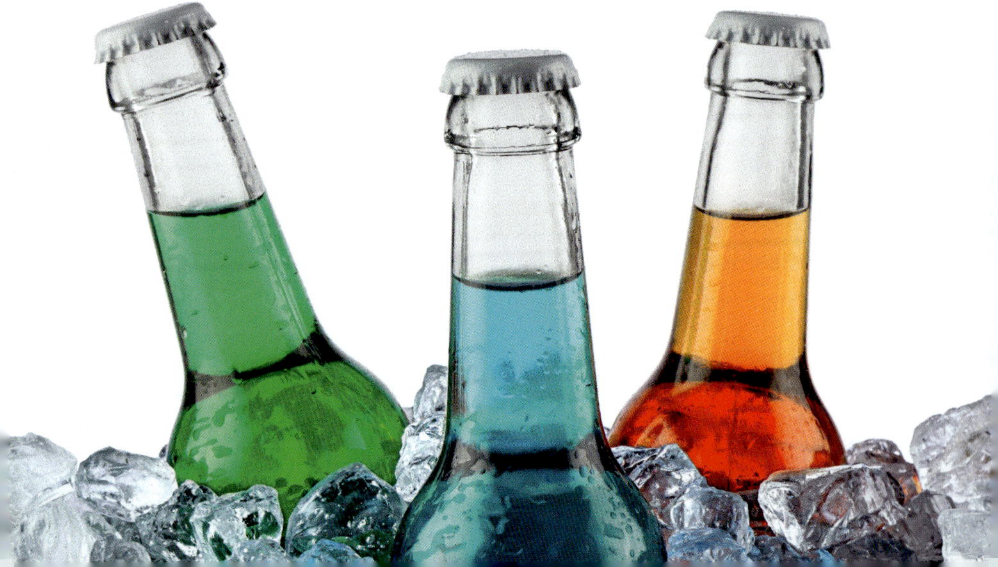

wie Haushaltszucker und am Ende doch zur Insulinresistenz führt. Ganz zu schweigen davon, dass auch Fruktose süß schmeckt und dadurch im zuckerabhängigen Gehirn deutliche Signale in Richtung »Davon muss ich unbedingt noch mehr haben« auslöst.

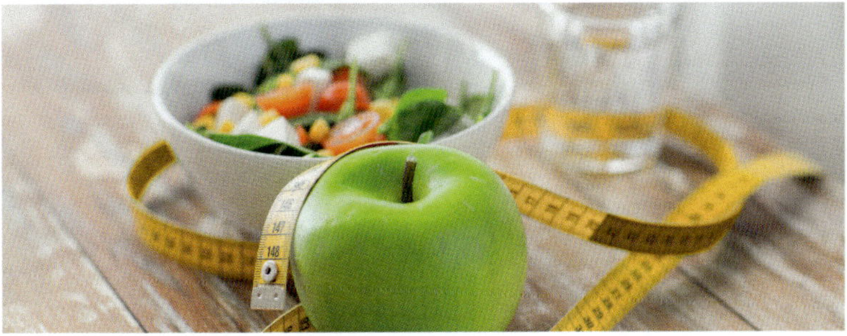

Achtung: Auch Diäten verkürzen Ihr Leben!

Aus der oben erwähnten Acht-von-Zehn-Regel könnte man schließen, dass Diäten zu einem langen Leben beitragen könnten. Und fragt man Diätwillige oder auch regelmäßig Diäten Praktizierende, hört man auch immer wieder, dass sie glauben, dass der Ad-hoc-Nahrungsverzicht gut für ihre Gesundheit sei, weil man dadurch schädliches Übergewicht abbauen und den Körper von schädlichen Schlacken entgiften könne. Doch diese Theorie steht auf sehr dünnem Eis!

So entdeckte ein kanadisches Forscherteam in einer Untersuchung an extrem Fettleibigen, die sich einer Magenverkleinerung

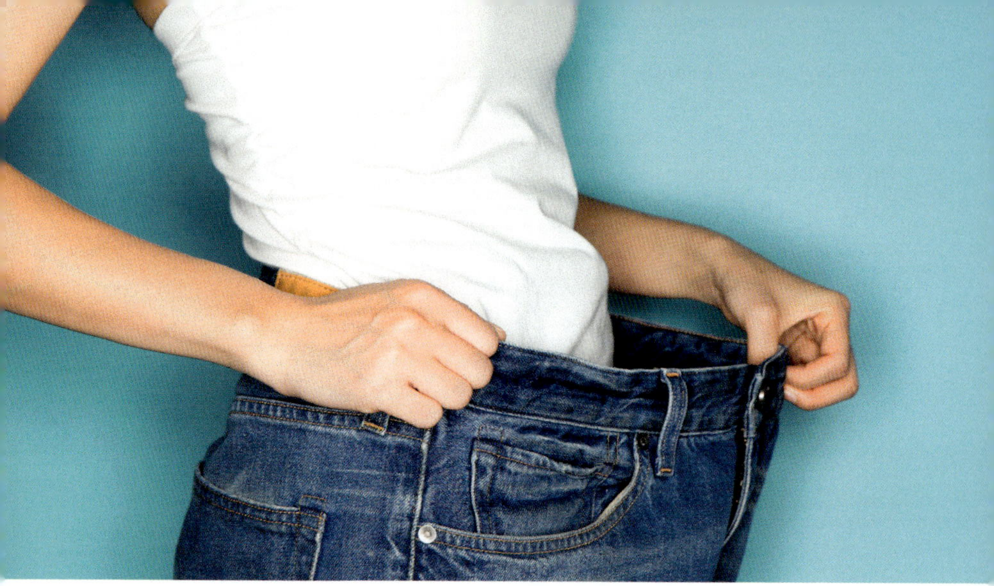

unterzogen und damit innerhalb eines Jahres rund 45 Prozent ihres Körpergewichts verloren hatten, deutlich erhöhte Schadstoffwerte im Blut.[47] »Die chlororganischen Verbindungen nahmen um 388 Prozent zu«, berichtet Studienleiter Olivier Hue von der Laval University in Québec. Bei Patienten, die sich lediglich einer kalorienreduzierten Diät unterzogen hatten, fielen sowohl Gewichtsverlust als auch Schadstoffbelastung mäßiger aus. Doch auch bei ihnen waren die Giftwerte noch um 20–50 Prozent erhöht, je nachdem, wie viel Gewicht sie verloren hatten.

Eine koreanische Studie bestätigt den Giftcharakter des Abspeckens.[48] Ein Team unter Duk-Hee Lee von der Kyungpook National University untersuchte die langfristigen Gift- und Gewichtsdaten von 1099 Probanden im Alter von über 40 Jahren. Dabei zeigte sich, dass mit jeder Diät die Blutwerte an DDT, Dioxin und den als Weichmacher bekannten Polychlorierten Biphenylen steil nach oben gingen. »Umgekehrt zeigten die Probanden, die an Körpergewicht zulegten, deutlich niedrigere Werte«, berichtet Lee. Die Dicken können sich also freuen: Sie mögen zwar in besonderem Maße durch Zivilisationskrankheiten wie Diabetes und Infarkte gefährdet sein – doch dafür kursieren in ihrem Blutkreislauf deutlich weniger Gifte.

Doch wie kann das sein? Denn eigentlich sagt man Diäten und Fastenkuren doch nach, dass sie den Körper entschlacken und entgiften? Die Antwort liegt darin, dass die Fettdepots im Körper evolutionär nicht nur als Kältepuffer und Reserven für nahrungsärmere Zeiten gedacht sind, sondern auch als Zwischenlager für fettlösliche Gifte. Die Leber und die anderen Entgiftungsorgane sind – gerade dann, wenn ihr Besitzer oft mit Umweltgiften in Kontakt ist oder viel Alkohol trinkt – oft so überfordert, dass sie die Problemsubstanzen unverstoffwechselt im Fettdepot abspeichern müssen. Sozusagen »Fettquarantäne« für Umweltgifte. Doch diese Quarantäne wird löchrig, wenn der Körper aufgrund einer Diät auf die Fettdepots zurückgreifen muss. Dann gelangen die Gifte ins Blut und von dort aus zu anderen Organen, wo sie durchaus Schaden anrichten können. So gelten etwa DDT und andere Chlorchemikalien als Auslöser von Krebs, und die Weichmacher-Biphenyle können aufgrund ihrer hormonähnlichen Wirkung bei Männern zu Unfruchtbarkeit führen.

Nicht minder brisant: Auch das Immunsystem leidet unter ständig wiederkehrenden Diäten. Ein Forscherteam des Fred Hutchinson Cancer Research Center in Seattle untersuchte 114 gesunde

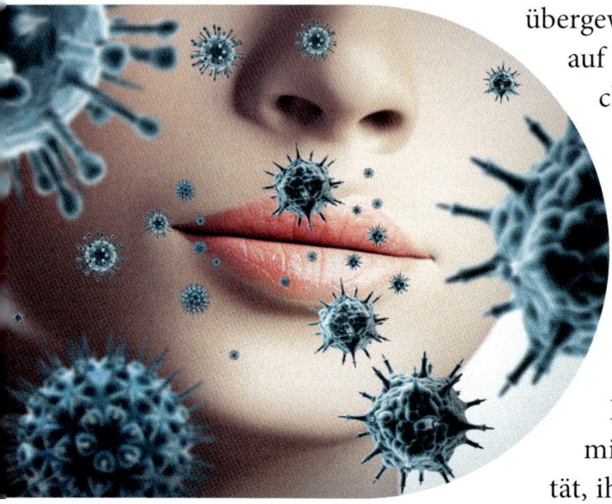

übergewichtige Frauen im Hinblick auf die Aktivität ihrer natürlichen Killerzellen – sie können erkrankte Zellen, also auch Tumorzellen, erkennen und töten – und ihre Diätgewohnheiten in den letzten 20 Jahren.[49] Das Ergebnis war eindeutig: Die Frauen mit den meisten Diäten hatten die Killerzellen mit der geringsten Aggressivität, ihr Immunsystem war löchrig wie ein Schweizer Käse. Laut Studienleiterin Erin Shade gebe es daher kaum noch Zweifel daran, »dass Jo-Jo-Diäten die Immunfunktionen stören«. Ausgelöst wird dies wohl auch durch hormonelle Veränderungen, denn jede Kalorienreduktion und jede anschließende Gewichtszunahme bedeutet nichts anderes als Stress, der sich hormonell bemerkbar macht.

Immunschwäche, Vergiftungen, Gallenkoliken, Stoffwechselentgleisungen – unter diesen Vorzeichen fällt es schwer, überhaupt noch an einen lebensverlängernden Effekt von Diäten zu glauben. Und tatsächlich: Eine skandinavische Studie[50] erhärtet diesen Verdacht. Die Wissenschaftler ermittelten darin die Lebenserwartungen von knapp 3000 übergewichtigen Zwillingen, die zum Beginn der Studie im Jahre 1975 ihre Diätpläne offenlegen und 6 Jahre später darüber berichten sollten, ob sie diese Pläne umgesetzt hatten.

Ihre Sterblichkeit wurde dann über das finnische Todesfallregister ermittelt. Das Ergebnis: Die Diät-Probanden zeigten die größte Sterblichkeit. Und ihr Sterberisiko war selbst dann noch um 86 Prozent höher, wenn ihnen das Abspecken auch tatsächlich gelungen war. Also kein Jo-Jo, das ihre Lebenserwartung verkürzte, sondern eine letzten Endes erfolgreiche Diät.

Fazit: Wer ein nur mäßiges Übergewicht hat, sollte sich besser damit arrangieren, als es mit irgendwelchen Diäten zu attackieren. Und wer einen gesundheitsschädlichen BMI von über 30 hat, sollte langfristig sein Ernährungs- und Bewegungsverhalten umstellen. Dazu bedarf es freilich großer Disziplin. Doch die steht, wir sagten es schon, als Grundbedingung eines langen Lebens ohnehin über allem. Die Ernährung hingegen sollten Sie nicht zu wichtig nehmen.

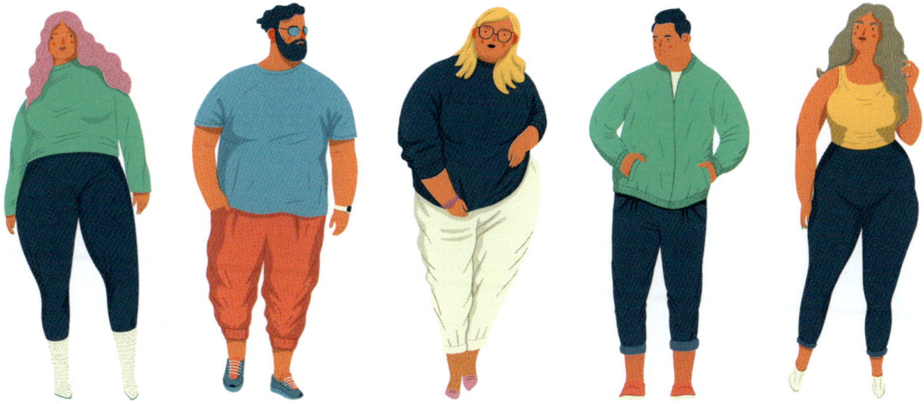

Hängen Sie Ihren Speiseplan nicht zu hoch!

Daratsos ist ein kleines Dorf im Westen Kretas, wie es viele Dörfer auf dieser Insel gibt. Die Bewohner kennen sich, weil ihre Familien schon seit Jahrhunderten hier leben und dabei mehr oder weniger unter sich blieben. Doch in jüngerer Zeit kommen auch Touristen hierher, und sie treffen dann überall auf alte Menschen, die extrem fit zu sein scheinen. 80- und 90-Jährige, und allesamt gut in Schuss. Der eine oder andere geht zwar am Stock, doch ansonsten geht es den Senioren gut, das sieht und hört man.

Am Marktplatz des Dorfes steht ein kleiner Lebensmittelladen. Hier bekommt man Paprika, Auberginen, Knoblauch und Zwiebeln, aber auch Weißbrot, Bonbons und andere Süßwaren. Am auffälligsten sind die Kanister mit Olivenöl, die sich draußen vor dem Eingang stapeln, damit sie im Laden nicht die Fläche wegnehmen. Wohlgemerkt keine Flaschen, wie man sie von mitteleuropäischen Supermärkten kennt, sondern große Blechbüchsen im 10-Liter-Format.

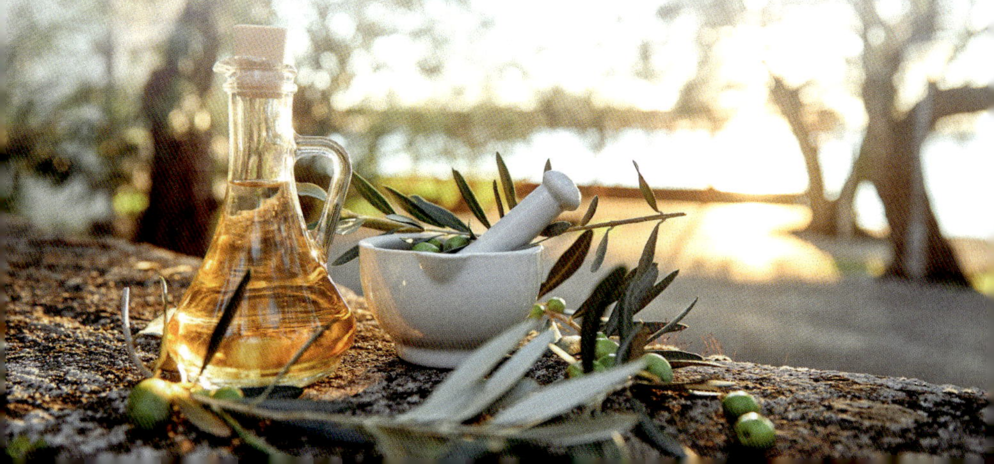

Auf dem Marktplatz Dutzende agiler Senioren und hier vor dem Laden hektoliterweise ungesättigte Fettsäuren. Das fällt schon ziemlich ins Auge und lässt einen Zusammenhang vermuten. Denn als wesentlicher Bestandteil der Mittelmeerdiät hält Olivenöl bekanntermaßen das Herz-Kreislauf-System in Schuss, und die Senioren in Daratsos wirken wie der leibhaftige Beleg für diese Wirkungen.

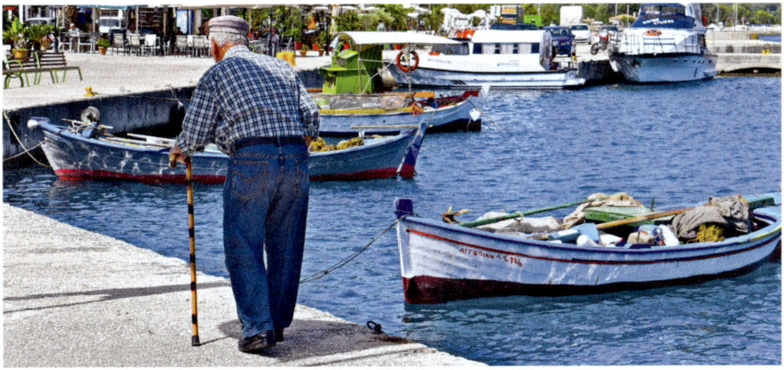

Sicherheitshalber spreche ich jedoch mit einem der alten Herren, die vor dem Marktcafé sitzen. Er wird demnächst 90. Ich frage ihn, was er selbst als Grund für sein gesegnetes Alter sehen würde. Seine Antwort: »Ich hatte immer Arbeit. Und ich hatte niemals wirklichen Kummer.« Die Ernährung spielt keine Rolle? »Doch. Ich habe niemals hungern müssen. Ich sagte ja: Ich hatte niemals wirklichen Kummer.« Und das Olivenöl? »Was soll damit sein?« Na ja, hat Ihnen das geholfen, so alt zu werden? »Keine Ahnung. Wer kann das schon wissen? Das haben hier doch alle.« Dann nickt uns der Mann zu, ergreift seinen Stock und geht. Vom Wirt hören wir, wohin er gehen wird. Nämlich zurück in sein 4 Kilometer entferntes und 200 Meter höher gelegenes Nachbardorf, so wie er es jeden Tag bei jedem Wetter macht. Einmal, so der Wirt, musste der Alte am Knie operiert werden, wegen seiner Arthrose. »Doch ein paar Tage später war er wieder auf den Beinen. Hat sich den Stock geschnappt und ist nach Daratsos marschiert. Seine erste Tour hat mehr als 2 Stunden gedauert. Doch er sagte nur: ›Ich hab doch Zeit. Und außerdem: Wenn du bequem wirst, bist du schon tot.‹ Und am Abend ist er wieder hochgeschaukelt in sein Dorf.« Manchmal sagen kleine Aktionen mehr als viele Worte.

Keiner einzigen Ernährungslehre ist es bislang gelungen, ihren gesundheitlichen Wert zweifelsfrei zu belegen. Wir wissen wohl, dass französische Rotweintrinker sowie die Fisch- und Grünteekonsumenten von Okinawa, aber auch Vegetarier und Mittelmeerköstler überdurchschnittlich lange leben und sich einer überdurchschnittlichen Gesundheit erfreuen. Wir wissen aber nicht, ob es an ihrer Ernährung liegt. Die Ursache für diese Erkenntnislücke liegt darin, dass solche Menschen nicht nur anders essen und trinken, sondern oft auch ein anderes Erbgut haben und in jedem Falle anders leben als die übrigen Menschen. Es ist also nicht unwahrscheinlich, dass ihr besserer Gesundheitszustand nur relativ wenig mit ihrer Ernährung zusammenhängt.

Und dies gilt nicht nur für Kreta, Südfrankreich und Japan, sondern auch für unsere Breiten. Das Frankfurter Institut für sozial-ökologische Forschung hat die typischen Merkmale jener Leute hierzulande erfasst, die auf eine anspruchsvolle und gesundheits-

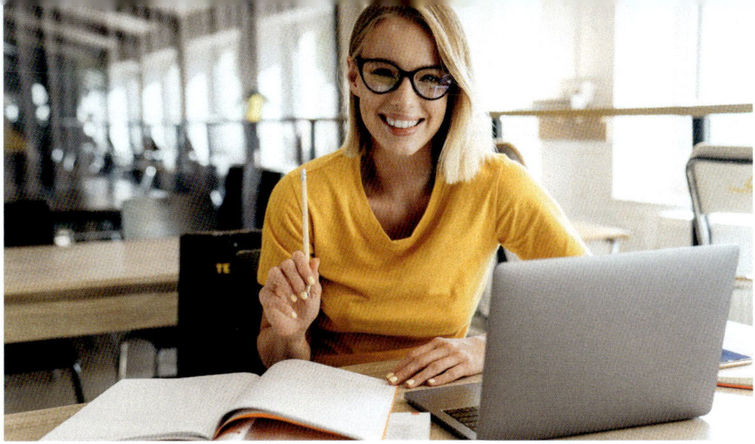

bewusste Ernährung achten. Das Ergebnis: Sie sind 26–45 Jahre alt, überwiegend weiblich und Nichtraucher, drei Viertel von ihnen haben einen akademischen Abschluss, nur in jedem dritten Haushalt lebt ein Kind. Mit anderen Worten: Die Anhänger einer gesunden Ernährung rekrutieren sich aus gebildeten Besserverdienern, die nicht rauchen, nicht saufen und nur wenige Kinder haben. All das sind Faktoren, von denen jeder einzelne als lebensverlängernd bekannt ist. Und nicht zu vergessen: Die Bewussternährer sind meistens weiblich, was allein schon 3–5 Jahre auf der Lebensjahrskala bringt. Die gesunde Ernährung ist eben nur ein Rädchen im Gesamtgetriebe eines gesunden Lebens.

Daran ändert auch der Einsatz von Functional Food und Nahrungsergänzungsmitteln nichts, die hierzulande mit milliardenschweren Umsätzen verkauft werden. Sie werden zwar oft als Prävention vor Krebs und Herz-Kreislauf-Erkrankungen und damit auch vor einem frühzeitigen Tod angepriesen, doch die wissenschaftlichen Daten können das nicht unbedingt bestätigen. Ein Forscherteam um Goran Bjelakovic vom Copenhagen University Hos-

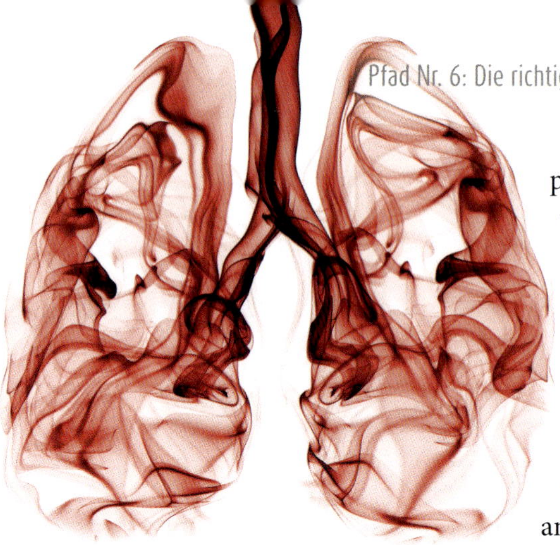

pital kommt in einer Analyse von 47 klinischen Vitamin-Studien zu dem Schluss, dass Vitamin-C-Präparate das Leben nicht verlängern – und die Vitamine A und E sowie Betacarotin es sogar verkürzen können.[51] Geradezu Legendenstatus erreichte eine amerikanische Untersuchung[52] aus dem Jahre 1996, in der man die Wirkung von Vitamin A und Betacarotin auf Raucher austestete. Eigentlich hatte man erwartet, dass sie seltener an Lungenkrebs erkranken würden – doch dann stieg ihre Lungenkrebsrate schon früh um 28 Prozent. Die Forscher brachen die Studie daraufhin vorzeitig ab.

Bleibt die Frage, wie etwas schädlich sein kann, das den Körper nachgewiesenermaßen vor etwas schützt, was oxidative Attacken auf Zellen und Erbgut reitet und daher als großes Gesundheitsrisiko eingeschätzt wird: die berüchtigten freien Radikale. Eine der Antworten liegt im widersprüchlichen Wesen dieser Substanzen. »Sie verursachen nicht nur schädliche Oxidationen, sondern stoßen auch wichtige Abwehrmechanismen des Körpers an«, erklärt Bjelakovic. Es sei daher nicht immer sinnvoll, sie durch Vitamine und andere Antioxidantien auszubremsen. Zudem könnte es sein, so der aus Serbien stammende Wissenschaftler, dass synthetische Vitaminpräparate anders wirken als ihre Pendants aus der Natur.

Der Konsum von Vitaminpillen oder vitaminisierten Nahrungsmitteln ist also nicht ohne Risiko. Für den Verzehr von vitaminreichem Obst und Gemüse gilt das freilich nicht, doch die positiven Erwartungen sollte man auch hier nicht zu hoch stecken. Ein Forscherteam der Mount Sinai School of Medicine in New York kommt auf der Datenbasis von fast einer halben Million Menschen und einer Nachbeobachtungszeit von 8,7 Jahren zu dem Schluss, dass pro 200 Gramm Obst oder Gemüse täglich das Krebsrisiko gerade einmal um 3 Prozent sinkt.[53] Wer hingegen stark raucht, mehr als dreißig Zigaretten pro Tag, stirbt 20-mal so häufig an Lungenkrebs wie ein Nichtraucher. Hier stehen also 2000 Prozent gegen 3 Prozent. Was konkret bedeutet: Die Tabakabstinenz ist gegenüber dem Obst- und Gemüseteller die weitaus wirkungsvollere Option für ein langes Leben.

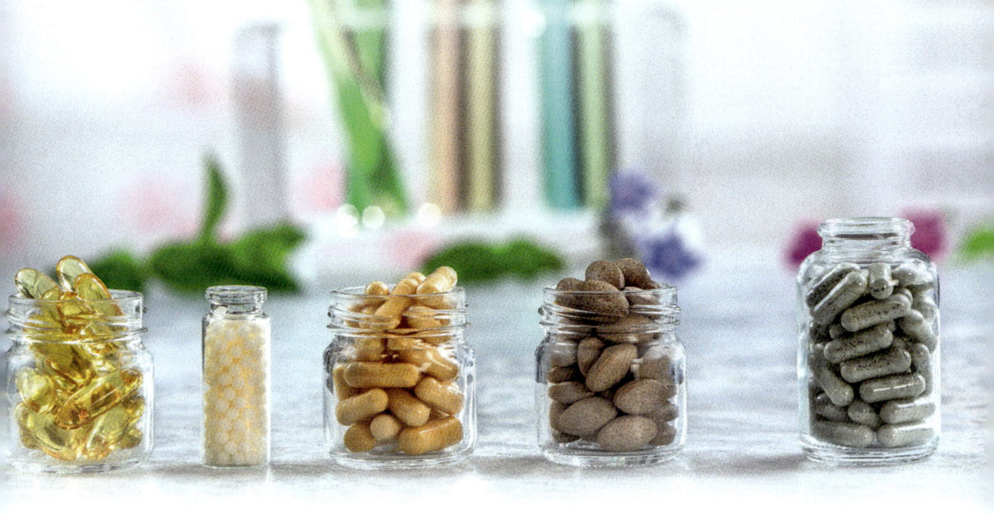

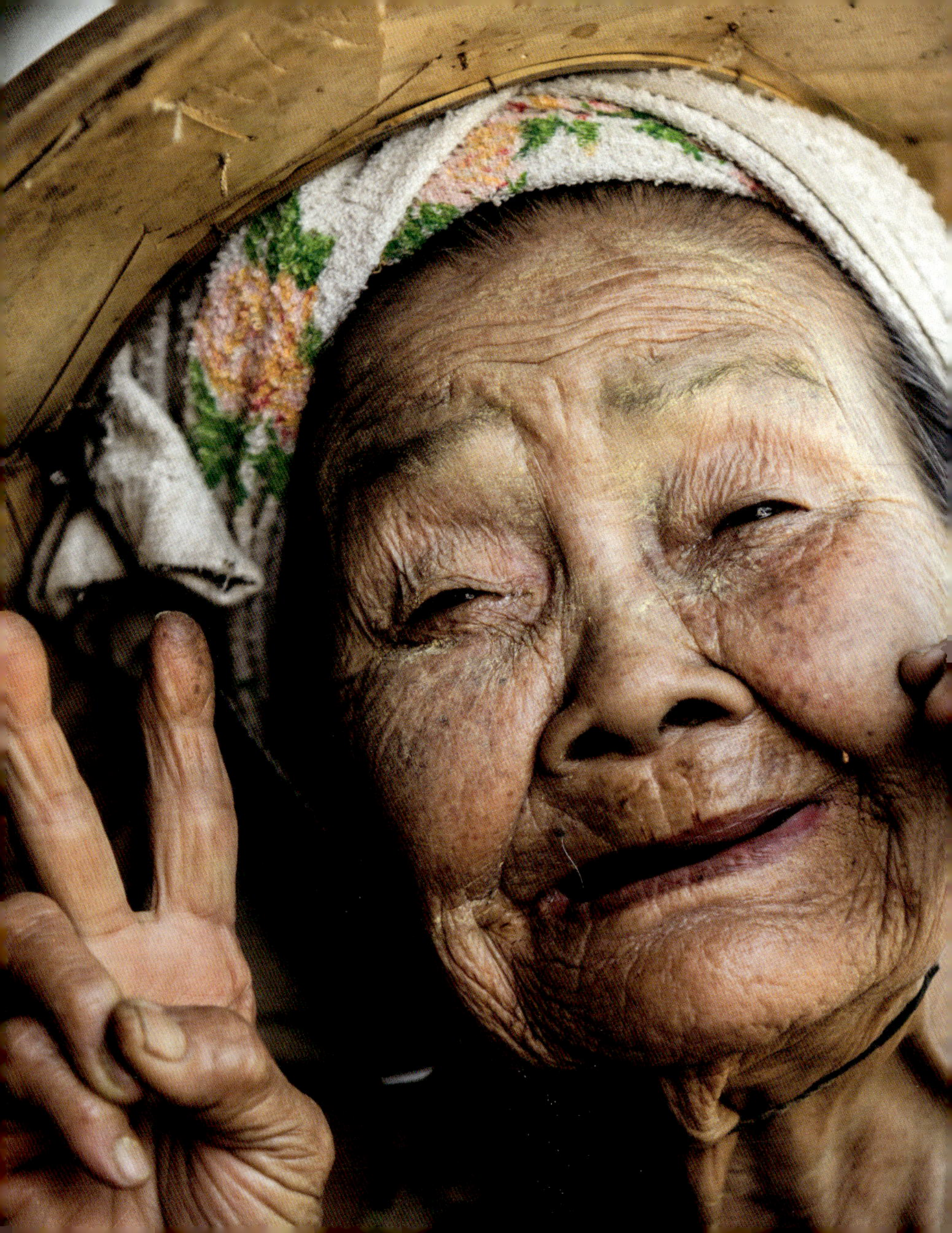

Langlebigkeit hat nichts mit Langeweile zu tun – man ist nie zu alt, um sie zu erlernen!

Wer lange leben will, muss ein geduldiger Puzzlespieler sein. Denn viele Faktoren tragen dazu bei, wie viele Lebensjahre man wohl zu erwarten hat. Man sollte nicht rauchen und sich stattdessen mehr bewegen, man sollte sich eine bodenständig-realistische Lebenshaltung angewöhnen und seinen Alltag mit Spaß, aber eben auch mit Disziplin und Konsequenz bewältigen. Beim Essen gehören Softdrinks und andere Zuckerbomben zu den »Don'ts«, das heißt, sie sollten tunlichst vom Speiseplan gestrichen werden, damit mehr Fisch und Gemüse an ihre Stelle treten können. Schicksals- und Rückschläge hat man mit Gleichmut hinzunehmen, genauso wie man ob irgendwelcher Erfolge nicht aufhören sollte, »dranzubleiben« und seine Gewohnheiten zu pflegen. Es sind schon eine Menge von Regeln, die zum Erreichen eines langen Lebens empfohlen werden. Alt wird man demzufolge nicht einfach nur so. Es gibt zwar gewisse unveränderliche Vorgaben wie das Erbgut und das Elternhaus, aber ansonsten kann man – *muss* man auch viel dafür tun.

Dies wirft vor allem zwei Fragen auf:

- Wenn Langlebigkeit so viel mit Selbstkontrolle, Pflichten, Gewissenhaftigkeit und Disziplin zu tun hat, macht dann – überspitzt gesagt – ein langes Leben überhaupt noch Sinn? Warum den Tod lange nach hinten schieben, wenn vorher schon alles sterbenslangweilig ist?
- Und ist die Persönlichkeit eines Menschen mit zunehmendem Alter nicht so stark festgelegt, dass es immer schwieriger bis unmöglich für ihn wird, sein Verhalten derart zu ändern, dass sich seine Chancen für ein langes Leben erhöhen? Denn wie heißt es so schön bei Johann Wolfgang von Goethe: »Gut ist der Vorsatz, aber die Erfüllung schwer.«

Wahre Lebensfreude ruht in sich

Die Antwort auf die erste Frage sind zunächst einmal zwei Gegenfragen: Wer sagt eigentlich, dass ein Leben in Disziplin und Selbstkontrolle langweilig ist? Und ist sein Gegensatz – nämlich das lustvolle und hedonistische Leben – tatsächlich das aufregendere? Die Antworten sind ein klares Nein!

Der Kirchenlehrer und Philosoph Augustinus von Hippo sagte einmal: »Wenig brauchen ist besser als viel haben.« Er brachte damit bereits im 4. Jahrhundert ziemlich punktgenau zum Ausdruck, dass ein hedonistischer Mensch, der möglichst alle seine Bedürfnisse befriedigen will, selbst wenn er über die Mittel dazu verfügt, ärmer dran ist als jemand, der nur wenige Bedürfnisse hat. Doch eine psy-

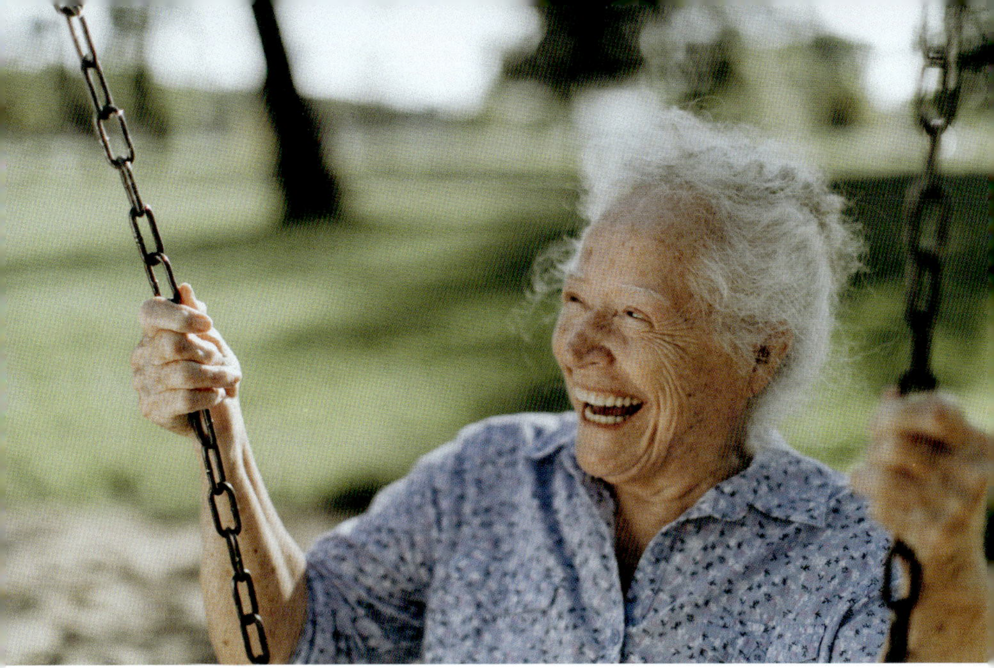

chologische Erklärung dafür lieferte Augustinus, der übrigens mit 76 Jahren für damalige Verhältnisse ein geradezu biblisches Alter erreichte, noch nicht. Dies geschah erst gut vierzehn Jahrhunderte später durch seinen Philosophenkollegen Arthur Schopenhauer.

Dessen Modell sieht im Wesentlichen so aus: Jeder Mensch hat Bedürfnisse, die er befriedigen möchte. Kann er dies nicht, empfindet er es als schmerzhaften Mangel. Nun kann er natürlich versuchen, so viele Bedürfnisse wie möglich zu befriedigen. Der Haken daran: Ist erst einmal ein Bedürfnis befriedigt, entsteht ein neues, und der schmerzhafte Mangel beginnt von neuem. Entsteht aber doch kein neues, ergibt sich ein Zustand der – ebenfalls schmerzenden – Langeweile. Das Leben schwingt, wie Schopenhauer am Ende feststellt, »gleich einem Pendel, hin und her zwischen dem Schmerz und der Langeweile«. Weswegen die Befindlichkeit eines wollenden Menschen eigentlich nur als ewig währendes Leiden beschrieben werden kann: Er leidet entweder daran, dass er etwas will; oder aber er leidet an Langeweile, weil er alles bekommen hat, was er wollte. Keine schönen Aussichten, und es wundert nicht, dass Schopenhauer als Pessimist in die Philosophiegeschichte eingegangen ist.

Sein Modell des wollenden und dadurch leidenden Menschen ist historisch unabhängig gemeint, es sollte auf die Antike ebenso zutreffen wie auf das Internetzeitalter. Nichtsdestotrotz gewinnt es für die heutige hedonistische Konsumgesellschaft noch mehr an Schärfe. Wenn nämlich nicht nur nahezu alle Bedürfnisse befriedigt werden können, sondern auch noch zusätzliche Bedürfnisse geschaffen werden, um den Verkauf von Konsumgütern anzutreiben,

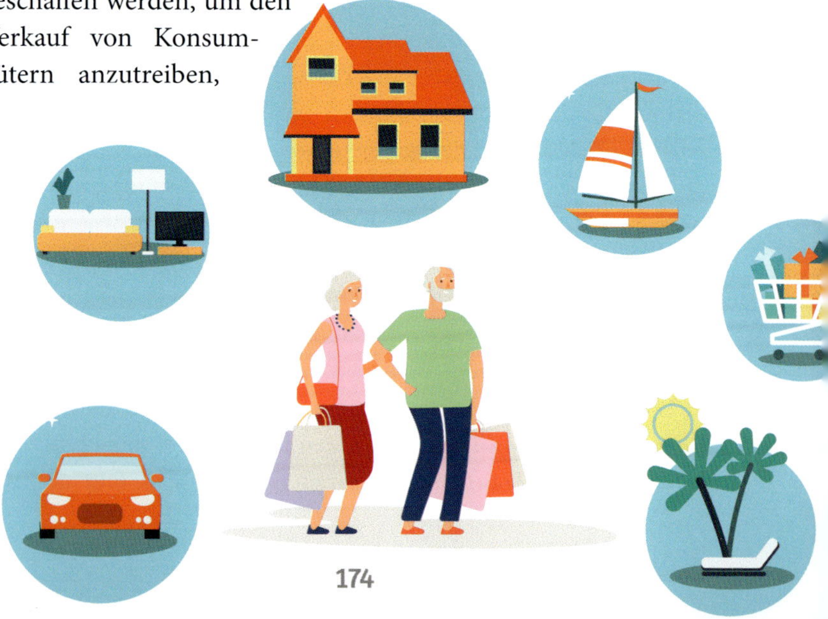

bedeutet dies aus Schopenhauerscher Sicht eine Zuspitzung des Leidens, insofern wir bei diesen Menschen einen hektischen Wechsel zwischen exzessiver Bedürfnisbefriedigung und exzessiver Langeweile sehen. Das ist nicht unbedingt das, was man mit Glück in Verbindung bringt. Wer fortwährend nach Spaßkicks sucht, um dadurch all seine Bedürfnisse zu befriedigen, wird am Ende gerade den Spaß am allerwenigsten, dafür umso mehr Mangel und Langeweile finden. Ein hedonistisches Leben ist also nicht nur kurz, sondern auch noch arm.

Der konsequenteste Ausweg aus diesem Dilemma wäre sicherlich, den Willen und somit sämtliche Bedürfnisse konsequent zum Erlöschen zu bringen. Doch das funktioniert nicht, weil wir ohne essenzielle Bedürfnisse wie Hunger, Durst und Wärmeausgleich sterben würden. Unser Streben kann folglich nur dahin gehen, möglichst wenige Bedürfnisse zu haben. Dazu gehört, dass man sich nicht dauernd neue Bedürfnisse einreden, sich nicht von Einflüsterungen cleverer Marketing- und Werbestrategen manipulieren lässt. Dazu gehört aber auch, *dass man den langen Willen über den kurzen Willen stellt.*

Ein Beispiel aus dem Alltag soll verdeutlichen, was damit gemeint ist. Angenommen, Sie müssen eine Arbeit fertigstellen, die viel Zeit von Ihnen fordert. Doch an dem einen Abend kommt ein Freund zu Ihnen, um Sie zu einem Zug um die Häuser einzuladen. An einem anderen Abend kommt ein spannendes Fußballspiel im Fernsehen, am nächsten Morgen steht jemand vor der Haustür, um Sie zum Windsurfen mitzunehmen. Sie wissen genau: Wenn Sie diesen Einladungen und Verlockungen folgen, wird es für Sie und

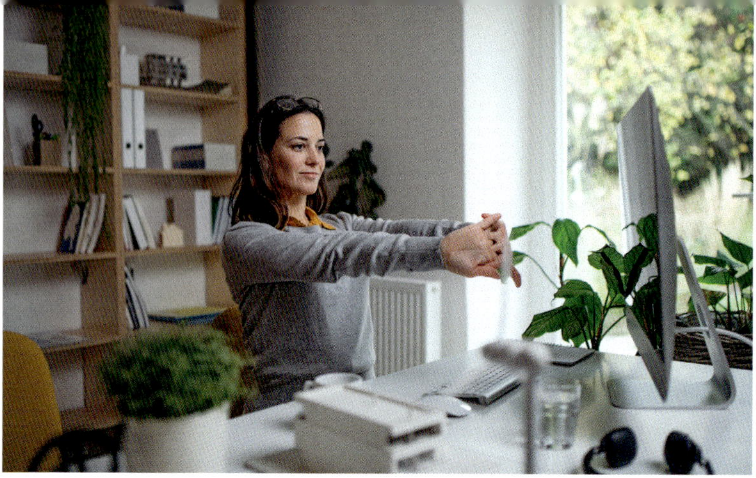

Ihre Arbeit eng. Dennoch verhalten sich viele von uns so, dass sie nicht absagen, sondern nachgeben und ihre Pflichten verschieben. Mit der Konsequenz, dass sie ihre Arbeit nicht rechtzeitig fertigstellen können.

Die Freizeitbeschäftigungen selbst können sie jedoch auch nicht genießen, weil die unerledigte Arbeit noch im Hinterkopf herumspukt. Was abermals zeigt, wie die hektische Suche nach Spaß letzten Endes dazu führt, dass kein Spaßgefühl entstehen kann. Hätte man hingegen auf die Verlockungen verzichtet oder sie verschoben, wäre man für diese kurzfristigen Entsagungen langfristig mit dem befriedigenden Erfolg seiner abgeschlossenen Arbeit belohnt worden. Danach hätte man außerdem seine Zerstreuungen unbeschwert genießen können, was noch einmal Vergnügen bereitet hätte.

Der lange Wille, ein Projekt gewissenhaft, konzentriert und organisiert zu Ende zu bringen, bringt also am Ende nicht nur mehr Erfolg, sondern auch mehr Spaß als der Zickzack-Wille des Hedonisten, der sich von spontanen Bedürfnissen und deren Befriedigung leiten lässt. Und es gibt weitere Belege dafür, dass ein gewissenhafter Mensch weniger Langeweile in seinem Leben erfährt. Denn er macht die Dinge, die er macht, »richtig«, voller Hingabe und Konzentration. Dadurch gerät er in den sogenannten »Flow«, den sein Entdecker, der amerikanische Psychologe Mihály Csíkszentmihályi, wie folgt beschrieben hat: »Der Begriff beschreibt einen Zustand, in dem ein Mensch mit seiner Tätigkeit verschmilzt. Die Konzentration und das Gefühl der Kontrolle sind hoch, man scheint wie von einer Energiewelle getragen, das Zeitgefühl ändert sich.« Wohl jeder hat dieses Gefühl schon mal erlebt, beispielsweise als spielendes Kind, vielleicht aber auch noch als Erwachsener, etwa bei der Gartenarbeit oder beim Malen.

Prinzipiell kann man aber den Flow bei jeder Tätigkeit erleben, auch bei der Fließbandarbeit oder beim Geschirrspülen. »Nicht der Inhalt macht eine Flowaktivität aus, sondern eine bestimmte Qualität«, so Csíkszentmihályi. Dazu gehört vor allem, dass konkrete Ziele vorgegeben sind, die Rückmeldungen sofort erfolgen

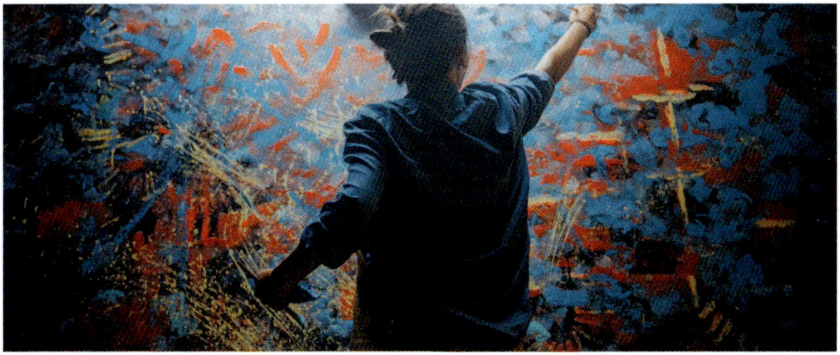

und man sich nicht ablenken lässt. Dann verstreicht die Zeit wie im Flug. Nach dem Flow fühlt man sich, wie Csíkszentmihályis Testpersonen berichten, wie neugeboren – und solche Empfindungen sind wohl der größtmögliche Gegensatz zum lähmenden Vakuum der Langeweile, in dem sich die Zeit zieht wie ein endloses Kaugummi. Abgesehen davon, dass ein gewissenhafter Mensch in der Regel auch länger mit einer Sache beschäftigt ist, was letzten Endes nichts anderes bedeutet, als dass ihm weniger Zeit bleibt, um sich zu langweilen. Oder um es plakativ auszudrücken: Wer viel tut, kann weniger nichts tun und sich dabei langweilen.

Menschen mit ausgeprägter Selbstdisziplin und Gewissenhaftigkeit mögen also nach außen hin langweilig wirken, doch innerlich sind gerade sie es, die am wenigsten Langeweile empfinden. Konkrete Beispiele dafür gibt es zuhauf. Kaum vorstellbar, dass sich Bertrand Russell und Immanuel Kant jemals in ihrem Leben gelangweilt haben. Letzterer prophezeite denjenigen, die ohne Arbeit ziellos durchs Leben driften, ein »Verschmachten vor Langeweile«.

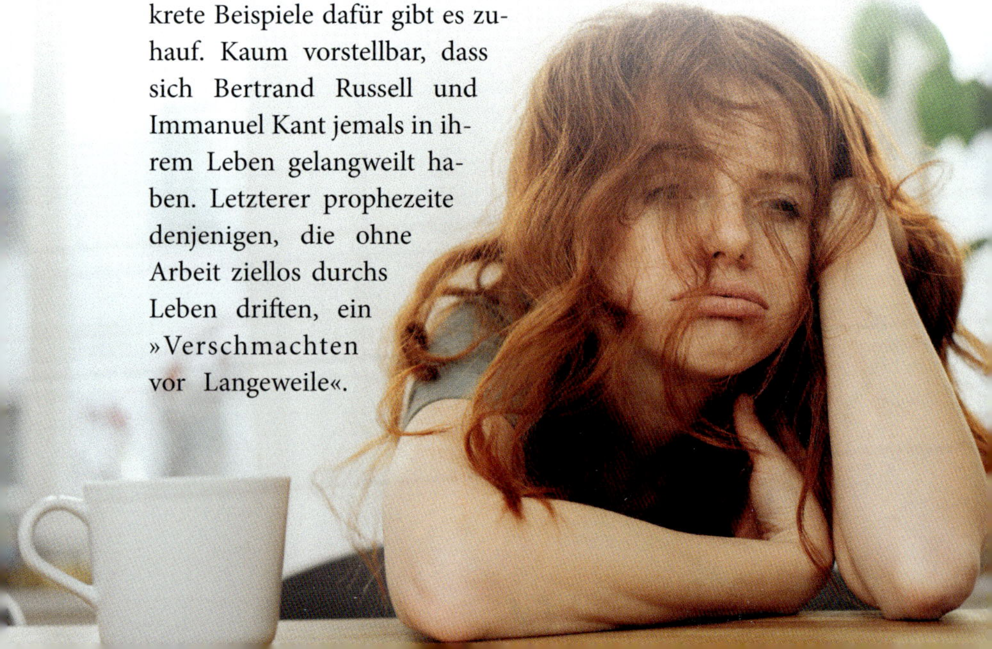

Jopi Heesters begründete seinen niemals ermüdenden Arbeitseifer mit seiner »Angst vor der Langeweile, die hoffentlich niemals kommen wird«. Von der dicken Harriet wissen wir zwar nicht genau, ob sie sich langweilte, doch ihre Tierpfleger berichteten, dass sie stets wach und guter Dinge war, was schon ein recht deutlicher Hinweis auf ein erfülltes Leben ist. Und Jeanne Calment sagte, dass sie, obwohl nicht zu regelmäßiger Arbeit gezwungen, immer irgendwie beschäftigt gewesen sei. Das Leben der genannten Menschen und Schildkröten war nicht nur lang, es machte ihnen auch noch Spaß. Mehr Gründe kann es eigentlich gar nicht mehr geben, um ihnen nachzueifern. Doch ist das überhaupt möglich? Kann jemand, der jahrzehntelang planlos wie ein Flummi durchs Leben geprellt ist, überhaupt noch auf den geraden Weg der disziplinierten Methusalem-Anwärter wechseln? Und damit sind wir bei der Antwort auf die zweite der oben genannten Fragen.

Packen Sie es an – es ist nie zu spät!

Der Missmutige bleibt missmutig, der Angsthase feige und der Faulpelz träge. Schon Arthur Schopenhauer stellte kategorisch fest: »Der Charakter eines Menschen ist angeboren und unveränderlich.« An dieser Einstellung halten viele Menschen und sogar viele Psychologen bis heute fest. Demnach, so der Tenor, sei die Entwicklung unserer Persönlichkeit nach den »wilden jungen Jahren«, wenn sich erst einmal alles »gesetzt« hat, abgeschlossen, und danach käme es nicht mehr zu wirklich einschneidenden Veränderungen. Was für unser Thema bedeuten würde, dass mit dem Zeitpunkt, wenn sich

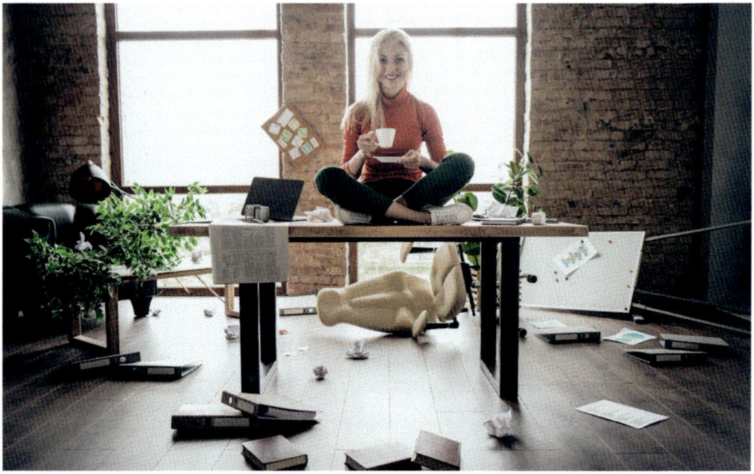

unser Charakter ausgebildet hat, auch festgelegt ist, wie alt wir werden – und der unstrukturierte und undisziplinierte Chaot unweigerlich in sein frühes Ende hineinrennt. Was natürlich desillusionierend für ihn klingen muss. Doch er sollte sich nicht entmutigen lassen. Studien zeigen, dass unsere Persönlichkeit nicht unwiderruflich in den Genen festgelegt ist, sondern sich durchaus wandeln kann. Allerdings erfordert dies eine gewisse Grundaktivität.

Ein Forscherteam um Jule Specht von der Universität Leipzig hat die Daten des sogenannten sozioökonomischen Panels analysiert, mit dem das Deutsche Institut für Wirtschaftsforschung nicht nur die sozialen und gesellschaftlichen Umstände, sondern auch bestimmte Persönlichkeitsmerkmale von knapp 15 000 Bundesbürgern erfasst.[54] Das Besondere an dieser Interviewaktion ist, dass sie regelmäßig wiederholt wird, sodass man neben einer Momentaufnahme auch eine Entwicklung erfassen kann. Dadurch lässt sich diagnostizieren, wie sich die Persönlichkeiten im Laufe eines Menschenlebens verändern.

Es zeigte sich, dass gerade die Gewissenhaftigkeit einen deutlichen Wandel erfährt. So geben jüngere Personen häufiger zu, ihre Angelegenheiten weniger gründlich zu erledigen, doch sobald sie ins Arbeitsleben eintreten, ändert sich das. »Man geht dann jeden Tag zur Arbeit, muss sein Geld verdienen, sich um seinen Lebensunterhalt kümmern«, erklärt Specht, und das fördere in dem Menschen eine Gewissenhaftigkeit, die sich auch auf andere Lebensbereiche ausdehnt und ihn insgesamt verantwortungsbewusster macht. Was für unseren Zusammenhang bedeutet, dass mit dem Eintritt ins Berufsleben die meisten Menschen einen Weg betreten, der sie in ein hohes Alter führt. Doch ein Automatismus ist das nicht, gerade weil der Charakter so wandelbar ist.

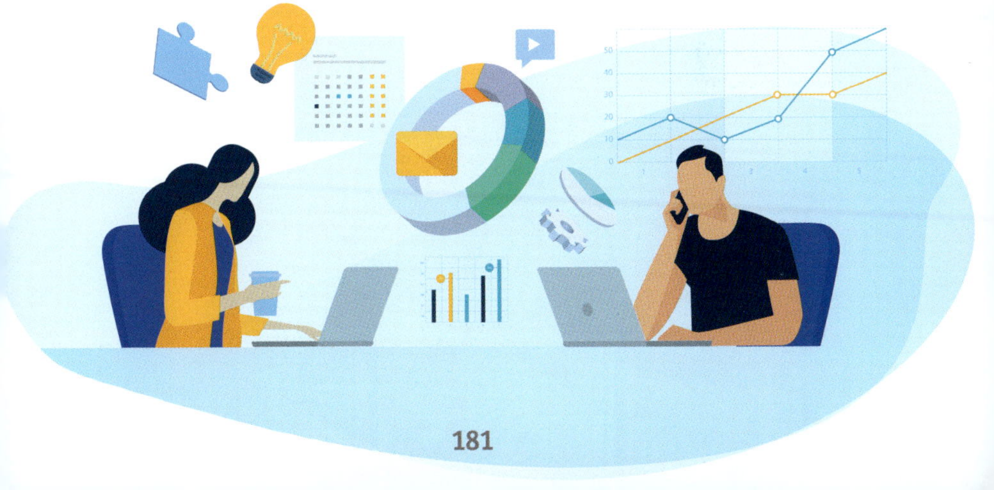

So konnte Spechts Team feststellen, dass sozial verträgliche Menschen überdurchschnittlich oft arbeitslos werden. Möglicherweise deshalb, weil sie nicht über die notwendige Ellbogenmentalität verfügen, um sich im Job behaupten zu können. Möglicherweise aber auch deshalb, weil sie aufgrund ihrer hohen Sozialkompetenz eher im Sozialbereich beschäftigt sind, in dem traditionell eine höhere Arbeitslosigkeit herrscht. Für unseren Kontext bedeutet aber der Zusammenhang von Sozialverträglichkeit und Beschäftigungsgrad, dass sozial verträgliche Menschen zwar niemals einsam sind, dafür aber auch weniger Gewissenhaftigkeit ausbilden und dadurch jünger sterben als andere. Partymäuse und andere gesellige Menschen sterben also früher, die Stinkstiefel hingegen können sich auf einen ruhigen und langen Lebensabend freuen.

Doch auch das ist kein Automatismus. Denn mit der Rente geht es bei vielen Menschen in puncto Gewissenhaftigkeit wieder bergab. Was für die Psychologin Specht eigentlich paradox klingt, weil man ja meinen könnte, dass ältere Menschen auf ihrem hohen Dis-

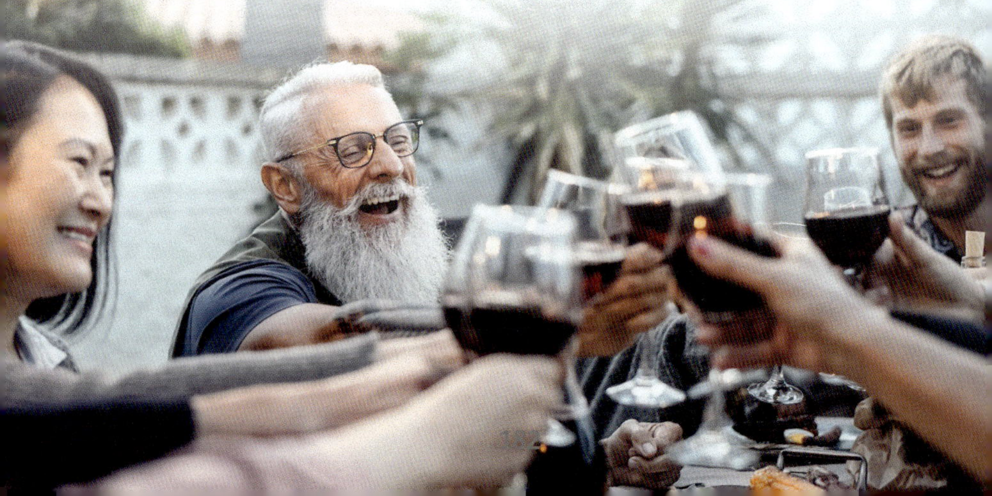

ziplinlevel bleiben. Andererseits fehlen nach der Rente auch die üblichen Anforderungen der Arbeitswelt, sodass die Verführung groß ist, es mit der Gewissenhaftigkeit nicht mehr so genau zu nehmen. Man könne sich dann, erläutert Specht, eine freie Zeiteinteilung erlauben, »vielleicht einmal das Mittagessen um 2 Stunden verschieben und einkaufen gehen, wenn man Hunger hat«. Mit diesem Einzug des Schlendrians aber würde es mit der Lebenserwartung wieder nach unten gehen. Besser also, Sie bleiben diszipliniert und hören niemals damit auf.

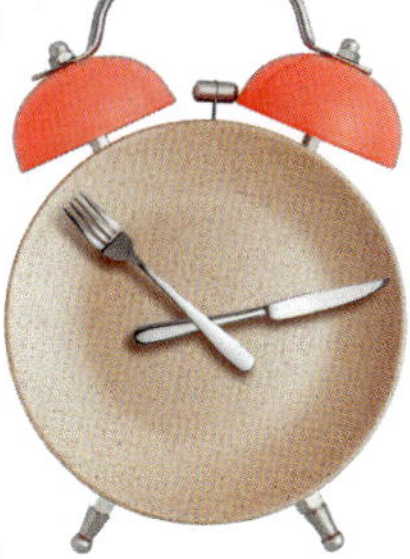

Seien Sie diszipliniert bis zuletzt!

Muss man geistig rege bleiben, jeden Tag Sudoku-Rätsel lösen, sich regelmäßig mit Gleichgesinnten zum Gedächtnistraining treffen oder sich als 70-Jährige noch in den überfüllten Hörsaal einer Universität pferchen, um gesund in ein hohes Lebensalter zu kommen? Es ist sicher nicht falsch, so etwas zu tun, denn wie jedes andere Organ bleibt auch das Gehirn umso besser in Schuss, je mehr es trainiert wird. Doch wenn es um das reine Jungbleiben und späte Sterben geht, reichen auch weniger anspruchsvolle Tätigkeiten. Wie etwa das Blumengießen.

In den 1970ern führten die amerikanischen Psychologinnen Ellen Langer und Judith Rodin an Altenheimbewohnern einen Test durch, durch den sie mehr darüber erfahren wollten, inwieweit sich Lebensqualität und Lebenserwartung durch relativ einfache Strukturierungen des Alltags verbessern ließen.[55] Sie teilten ihre Proban-

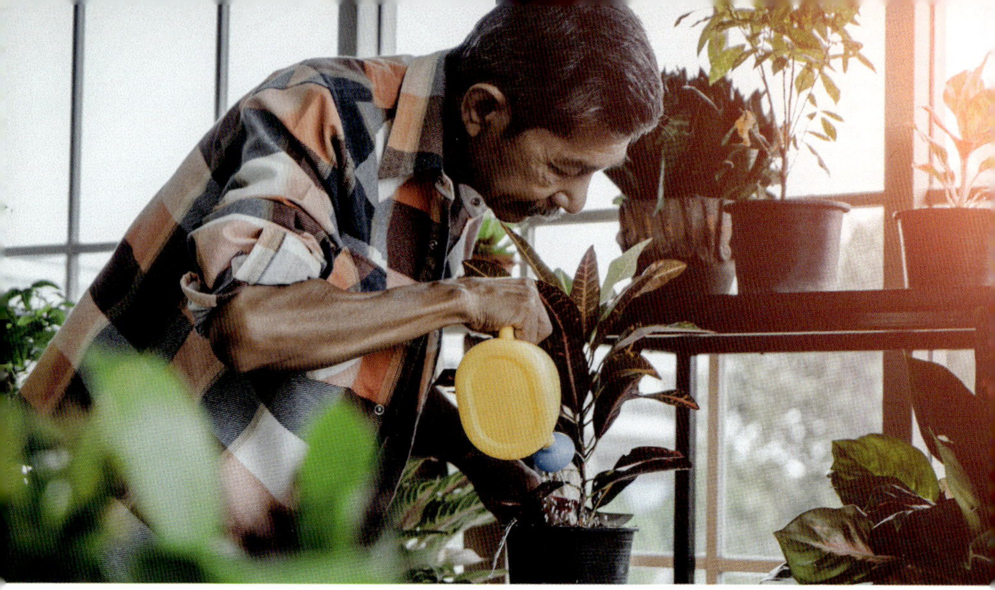

den in zwei Gruppen ein: Der einen stellte man ein paar Pflanzen in ihre Zimmer; mit der Vorgabe, dass die Senioren sich um ihre grünen Zöglinge kümmern, sie an die richtige Stelle im Raum positionieren, wässern und bei Bedarf von alten Blättern befreien sollten. Außerdem sollten sie Pläne erarbeiten, wann und wo sie ihre Besuche empfangen und welche Filme sie am Abend sehen wollten. Die andere Gruppe wurde ebenfalls mit Pflanzen versorgt, doch dort musste man sich nicht darum kümmern. Die Pflege erfolgte durch das Personal, die Senioren mussten nichts weiter tun, als sich über das gedeihende Grün in ihrem Zimmer zu freuen. Außerdem konnten sie spontan darüber entscheiden, wo sie ihre Gäste empfangen und welche Filme sie am Abend gucken wollten. Man kann also durchaus sagen, dass es im Alltag dieser Gruppe wesentlich ungezwungener zuging.

Doch die Lebenserwartung profitierte nicht davon. Im Gegenteil. 1,5 Jahre nach Studienbeginn überprüften die Forscherinnen den Gesundheitszustand ihrer Probanden, und dabei, berichtet Langer, schnitten die zu festen Alltagsstrukturen verpflichteten Pflanzengießer wesentlich besser ab: »Sie waren heiterer, aktiver und aufmerksamer als die Mitglieder der Kontrollgruppe.« Auch ihr körperlicher Zustand war deutlich besser – und ihre Sterbequote war in dem Versuchszeitraum nur halb so groß wie die der freiheitlichen Film- und Pflanzengenießer.

Verbindliche Strukturen lassen also den Tod länger warten als die Freiheit, das Leben ohne Vorgaben genießen zu dürfen. Und man muss dazu keine intellektuell anspruchsvollen Aufgaben lösen, wie heute aufgrund der grassierenden Alzheimer-Panik gern behauptet wird. Man kann auch ohne Hirnjogging und Gedächtnistraining, ohne Schach und Sudoku alt werden. Es reicht, wenn man einfache Dinge mit hoher Gewissenhaftigkeit erledigt. Von der profitieren übrigens nicht nur die Gewissenhaften selbst, sondern auch die Objekte ihrer Gewissenhaftigkeit.

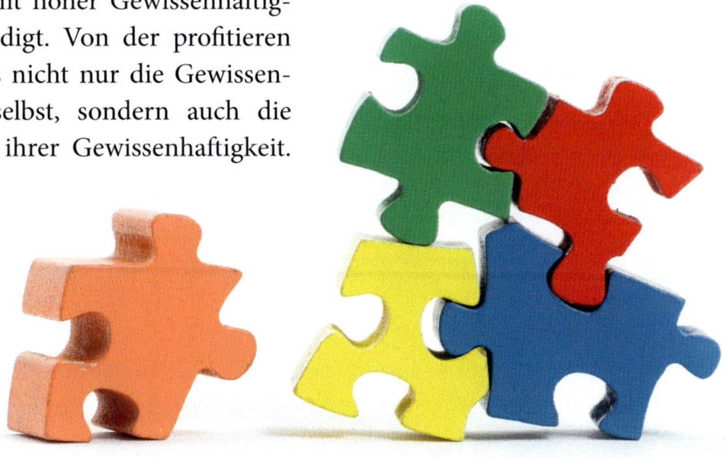

In der amerikanischen Studie dürften die grünen Zimmergenossen der Pflanzengießer deutlich länger am Leben geblieben sein als die der Nichtgießergruppe, deren Pflegepersonal sich ja allenfalls im Vorbeigehen ums Topfgrün kümmern konnte.

Aber es gibt noch eine weitere Lehre, die man aus dem Altersheim-Experiment von Langer und Rodin ziehen kann. »Unsere Probanden waren allesamt nicht mehr in körperlich und geistig fittem Zustand, sondern relativ gebrechlich«, so die beiden Forscherinnen. »Wir waren deswegen umso überraschter, mit wie wenig Aufwand sich ihre Fitness verbessern ließ.« Alter und Gebrechlichkeit machen also nicht automatisch stumpf, wie weithin vermutet wird. Es bleiben immer noch genug Flexibilität und Sensibilität, um selbst auf kleinere Veränderungen im Alltag zu reagieren. Man ist nie zu alt, um sich selbst Strukturen, Pflichten und Ziele aufzuerlegen – und von ihnen zu profitieren.

Was aber nicht heißen soll, dass man nach dem Eintritt ins Rentenalter erst einmal 10 Jahre auf Müßiggang macht und sich dem süßen Nichtstun hingibt, bevor man schließlich zu einem strukturierten und gewissenhaften Alltag zurückkehrt. Denn dabei verfällt man körperlich und geistig möglicherweise in einem solchen Maß, dass man am Ende gar kein Leben mehr hat, das sich restrukturieren ließe.

Auf Nummer sicher geht, wer nach dem Renteneintritt gar nicht erst eine Pause einlegt, sondern sich gleich auf irgendeine Weise weiterdiszipliniert. Beispielsweise indem er, sofern dies möglich ist, mit seinem Beruf weitermacht oder sich dem Diktat neuer lebensverlängernder Strukturen und Pflichten unterwirft. Dabei ist es egal,

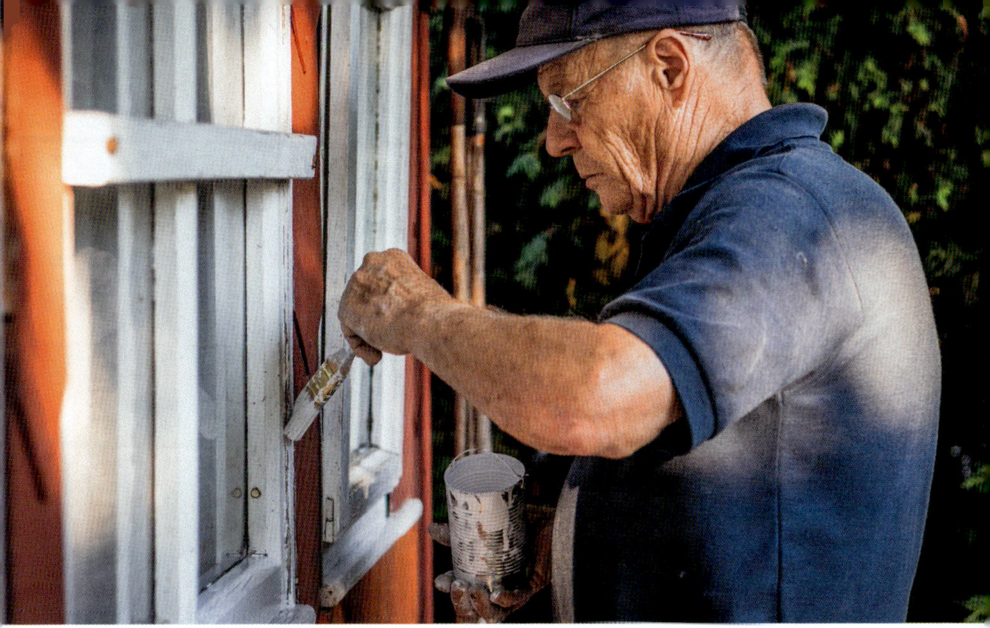

ob dies ehrenamtliche und damit als ehrenvoll angesehene Tätigkeiten sind oder Aktivitäten, die im Ruf des bloßen Zeitvertreibs stehen. Niemand muss sich vorschreiben lassen, was sinnvoll für ihn ist. In einigen buddhistischen Klöstern beschäftigen sich Mönche viele Stunden, Tage und Monate mit dem Kämmen eines Kiesbetts, immer auf der Suche nach der besten Ordnung, auch wenn Beobachter dieses Rituals weder vor noch nach dem Kämmen irgendwelche Strukturen erkennen können. Es spricht nichts dagegen, dass Sie Ihr gesamtes Seniorenleben damit verbringen, Ihren Schrebergarten auf Vordermann zu bringen oder an der Modelleisenbahn zu basteln, ohne dabei jemals zu einem Ende zu kommen. Was allein zählt, ist, dass es Ihr Leben in Ordnung hält – so wie es der Kamm mit dem Kiesbett tut.

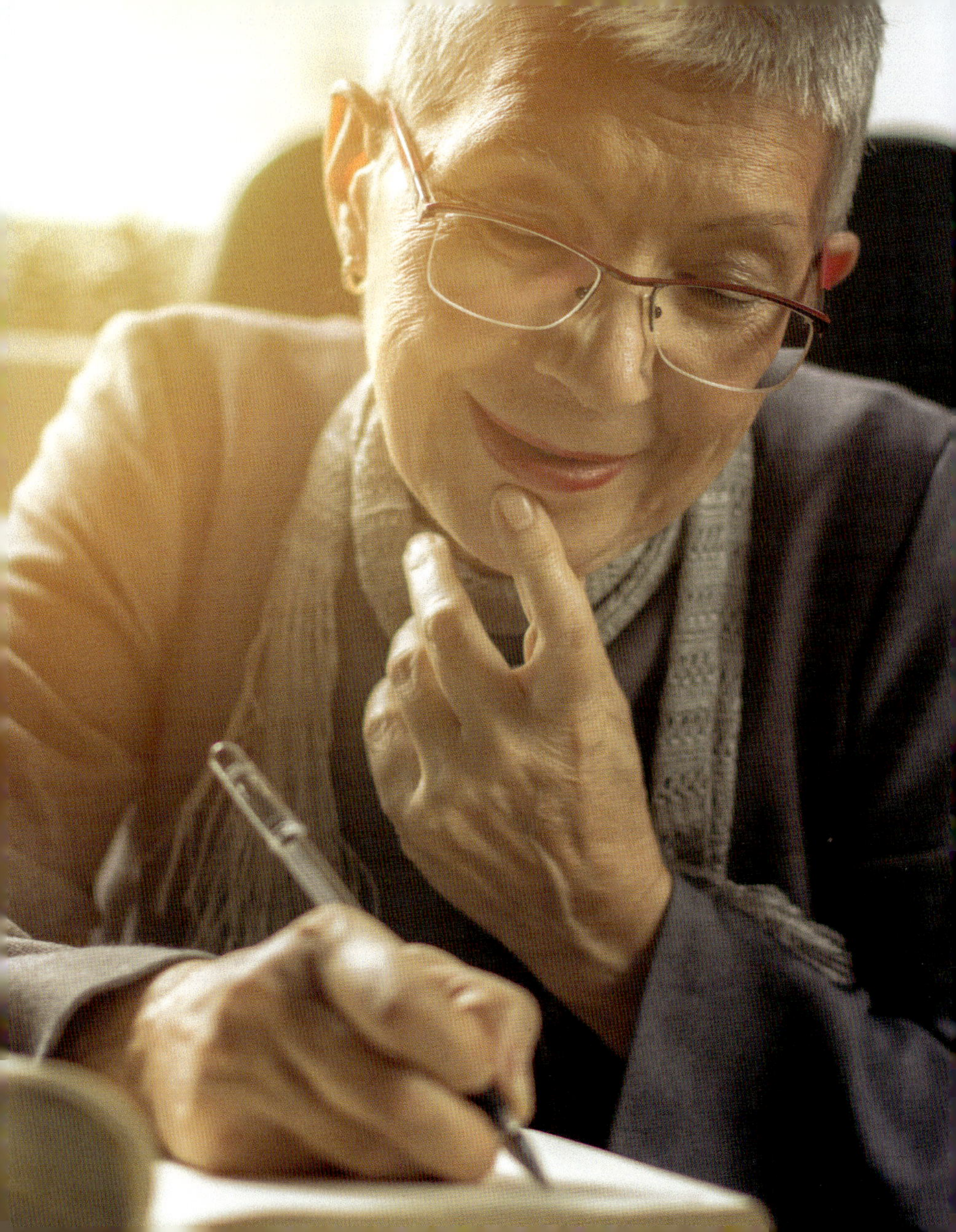

Der Test: Wie stehen Ihre Chancen auf ein langes Leben?

Wer seine Persönlichkeit in eine bestimmte Richtung ändert, möchte natürlich am Ende wissen, ob er sein Ziel erreicht hat. Das ist allerdings nicht unbedingt einfach. Denn die Persönlichkeit prägt auch unseren Blick auf die Wirklichkeit. Sie ist nicht nur Objekt der Veränderung, sondern zugleich eine Leitinstanz für unsere Einschätzung, inwieweit die Veränderung vollzogen ist. Prüft man sich selbst, ist das quasi so, als ließe man einen Schüler seine eigene Klassenarbeit korrigieren. Objektivität sieht anders aus.

Es gibt jedoch einige Kriterien für Ihren Lebensstil, anhand derer Sie halbwegs objektiv beurteilen können, ob sich Ihre Persönlichkeit in eine Richtung verändert hat, die zu einem längeren Leben führt. Man kann sie als persönliche Lebensstilmerkmale der Langlebigkeit bezeichnen. Diese werden Ihnen gleich vorgestellt. Sie können dann für jedes einzelne Merkmal eine Einschätzung abgeben, ob es für Sie zutrifft oder nicht. Doch natürlich gilt auch hier, dass dieser Test nur funktioniert, wenn Sie ehrlich in Ihren Angaben sind.

Die 40 persönlichen Lebensstilmerkmale der Langlebigkeit

1. Sie pflegen nur noch wenige, dafür aber intensive Freundschaften.
2. Ihre Freunde kommen öfter zu Ihnen und suchen Ihren Rat.
3. Man lädt Sie zwar noch auf Partys ein, aber seltener als früher.
4. Sie selbst geben zwar noch die eine oder andere Party, aber auch das geschieht seltener als früher.
5. Ihr Einkaufsverhalten ist eher planmäßig als spontan.
6. Sie sind zwar nicht unbedingt auf ewig mit einem einzigen Lebensgefährten liiert, aber Sie verschwenden bei Ihrer aktuellen Beziehung keinen Gedanken daran, dass möglicherweise noch bessere Partner auf Sie warten.
7. Ihr Partner und Sie haben ähnliche Interessen und immer genug Gesprächsstoff.
8. Sexuell sind bei Ihnen keine Wünsche offen. Wobei es egal ist, ob das daran liegt, dass all Ihre Bedürfnisse befriedigt werden (was eher selten passiert) oder daran, dass Sie keine Bedürfnisse mehr haben (was deutlich öfter passiert).
9. Sie sind treu.
10. Andere Menschen schätzen Ihre Zuverlässigkeit.
11. Sie sind, sofern es Ihnen möglich ist, immer pünktlich.
12. Es fällt Ihnen leicht, sich für Ihre Arbeit zu motivieren.
13. Es fällt Ihnen leicht, Ihre Arbeit zu Ende zu bringen.

14. Es fällt Ihnen leicht, sich zu konzentrieren.

15. Ihre Arbeit ist Ihnen wichtig. Aber Sie opfern ihr nicht Ihr Privatleben.

16. Sie fühlen sich weder über- noch unterfordert.

17. In Ihren privaten und beruflichen Pflichten verfahren Sie stets nach dem Prinzip: Immer eins nach dem anderen.

18. Sie achten stets auf Hygiene und ein gepflegtes Äußeres – und als Mann auch auf Ihre tägliche Rasur.

19. Sie achten auf Ihre Gesundheit und gehen regelmäßig zu den ärztlichen Kontrolluntersuchungen, die Ihnen wichtig sind.

20. Wenn Sie einmal krank sind, wirft Sie das nicht um.

21. Sie bewegen sich gern und viel. Was aber nicht heißen muss, dass Sie viel Sport machen.

22. Sie achten auf eine gesunde Ernährung, aber zählen keine Kalorien.

23. Sie leiden nur selten unter Heißhungerattacken.

24. Es macht Ihnen nichts aus, wenn Sie mal nichts zu tun haben.

25. Es macht Ihnen nichts aus, wenn es mal nichts zu reden gibt.

26. Sie leiden nur selten unter Stimmungsschwankungen.

27. Wenn es Ihnen psychisch mal schlecht geht, greifen Sie trotzdem nicht häufiger zu Alkohol oder anderen Drogen.

28. Wenn es Ihnen psychisch besonders gut geht, verfallen Sie trotzdem nicht in Euphorie.

29. Träumereien von der Zukunft haben für Sie allenfalls noch Unterhaltungswert, mehr aber nicht.

30. Sehnsüchtige Erinnerungen an die Vergangenheit haben für Sie allenfalls noch Unterhaltungswert, mehr aber nicht.

31. Sie plagen sich nicht mit Schuldgefühlen herum.

32. Niederlagen und Verluste werden als solche hingenommen, ohne sie nachhaltig als persönliches Versagen oder nicht mehr zu korrigierendes Schicksal zu interpretieren.

33. Sie haben immer mal wieder Sorgen, doch die bringen Sie nicht um den Schlaf.

34. Sie erledigen unangenehme Arbeiten, sofern es möglich ist, sofort.

35. Sie sind immer gut vorbereitet.

36. Sie haben hohe Ansprüche an Ihre Arbeitsqualität, aber nicht den Ehrgeiz, unbedingt Karriere machen zu müssen.

37. Sie lieben die Ordnung.

38. Sie sind kein Spieler und gehen nur überschaubare Risiken ein.

39. Sie kümmern sich um Ihre Altersversorgung.

40. Sie haben keine Angst vor Alter und Tod.

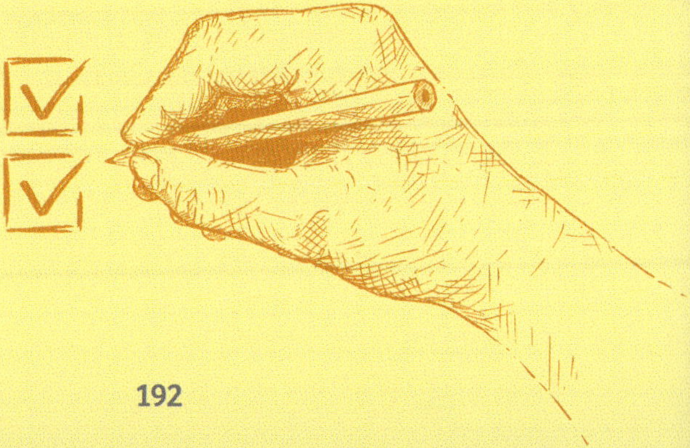

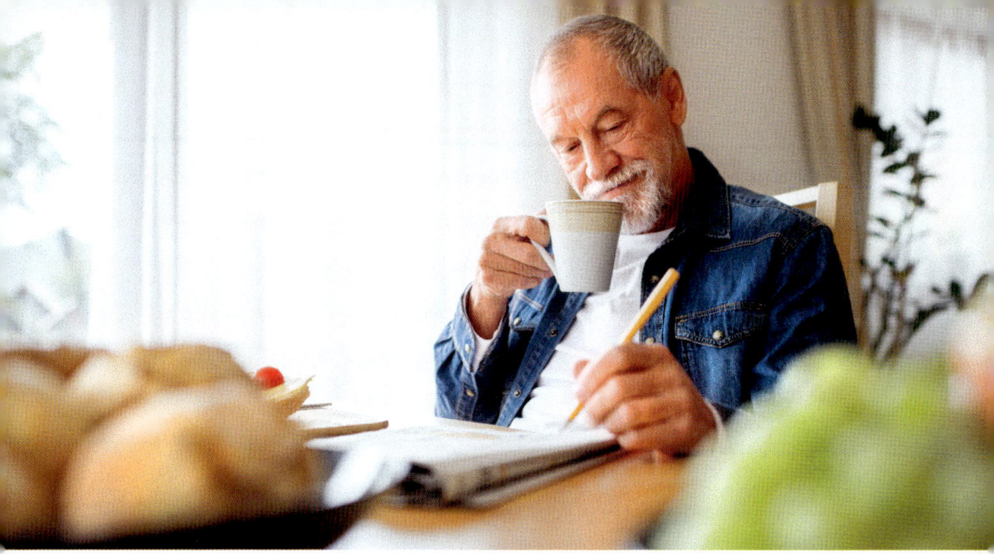

Wenn von den 40 aufgelisteten Punkten 30 auf Sie zutreffen, haben Sie realistische Chancen auf eine höhere Lebenserwartung. Bei 35 Punkten kann man schon fast darauf wetten, dass Sie steinalt werden. Was aber nicht bedeuten soll, dass Sie selbst darauf wetten sollten. Erstens, weil Sie, sofern Sie Ihre Wette verlieren und früh sterben, nicht mehr Ihre Wettschulden begleichen können. Zweitens, weil das Zocken nicht zum Persönlichkeitsprofil eines langlebigen Menschen passt. Und drittens, weil selbst Menschen mit einem hundertprozentigen Langlebigkeitsprofil keine hundertprozentigen Chancen auf ein langes Leben haben. Denn merke: Es kann immer etwas dazwischenkommen. Wie etwa Krankheiten, Finanzkrisen, Seuchen, Schicksalsschläge, Unfälle, Kriege und Umweltkatastrophen. Nicht zu vergessen, dass unser Todeszeitpunkt auch wesentlich von unberechenbaren Genen abhängt. »Kein Mensch bleibt unversehrt von blinden Zufallsschlägen«, so sagte es der französische Dramatiker Molière. Ein bisschen va banque bleibt immer, egal, wie diszipliniert wir beim Umsetzen unserer Lebenspläne vorgehen. Der Tod kommt nicht selten unverhofft.

Dass man jederzeit unerwartet aus dem Leben gerissen werden kann, gehört zu den Tatsachen, die den Menschen trotz ihrer Trivialität seit jeher ängstigen. Man kann diese Ängste durch Drogen, Sport und Arbeit betäuben oder sich durch Verheißungen von einem Leben nach dem Tod darüber hinwegtrösten. Man kann aber auch ganz anders mit ihnen umgehen: Indem man nämlich dem eigenen Leben Inhalt und Bedeutung verleiht, und diese Strategie findet man interessanterweise gerade bei langlebigen Menschen besonders oft.

»Den Tod fürchten die am wenigsten, deren Leben den meisten Wert hat«, sagte schon Immanuel Kant, und das klingt zunächst einmal paradox, weil eigentlich der Abschied von etwas umso schwerer fallen sollte, je wertvoller es ist. Doch die Bilanz des menschlichen Lebens wird größtenteils anhand verpasster und erfüllter Chancen gezogen. Unmittelbar vor dem eigenen Ende müssen wir zwar alle einsehen, dass es nun keine Chance mehr gibt, noch etwas an ihm zu ändern. Doch schmerzhaft ist diese Erkenntnis des Nichts-mehr-ändern-Könnens nur für den, der zuvor seine Chancen im Leben nicht genutzt hat. Während derjenige, der sie genutzt hat, ohne Zorn zurückblicken und sich leichten Herzens in den Tod verabschieden kann. Weil er weiß, dass er sein Potenzial so weit wie möglich ausgeschöpft hat.

Nicht umsonst starb Kant mit den Worten: »Es ist gut.« Er hatte die Chancen in seinem Leben genutzt.

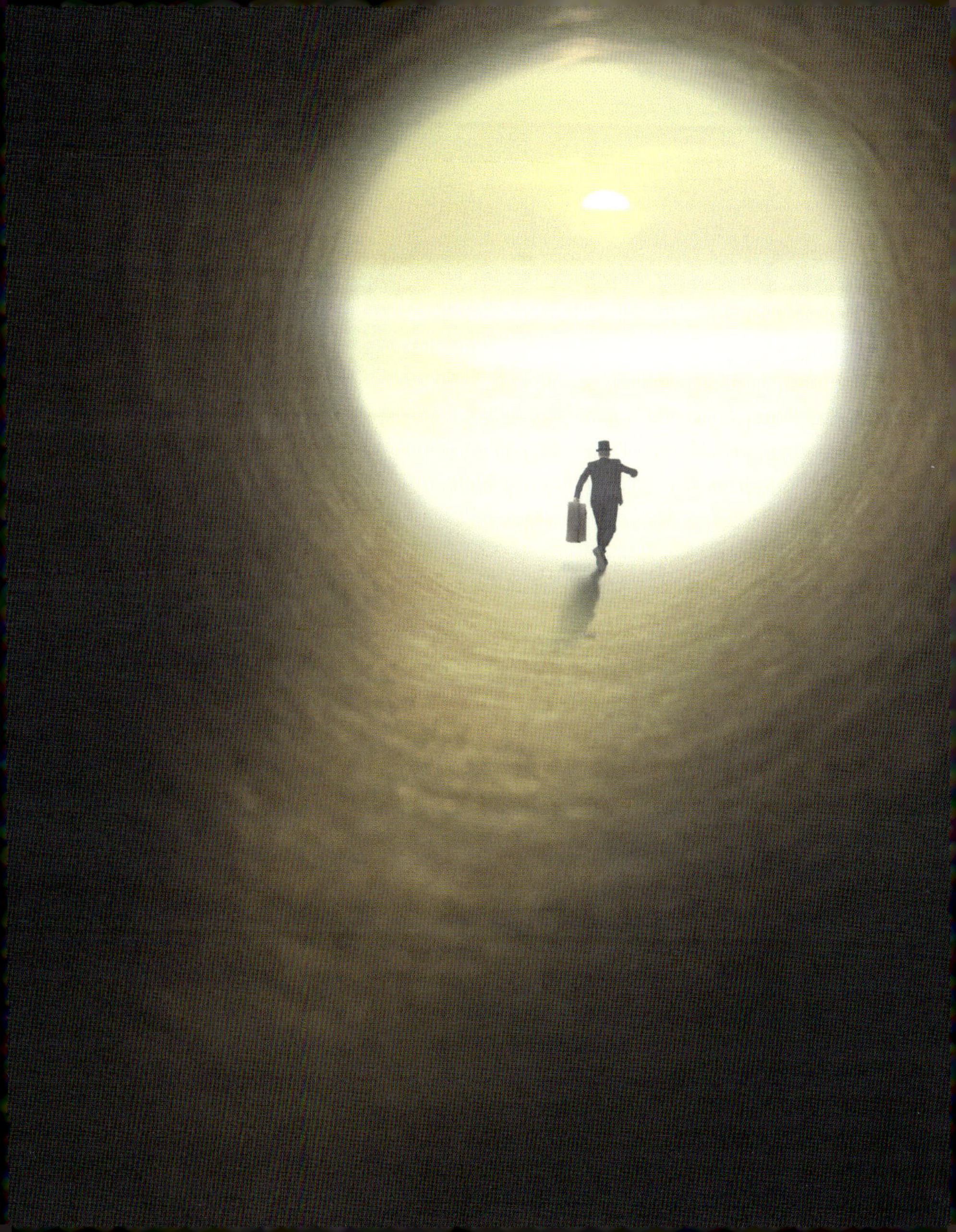

Literaturverzeichnis

Allard, Michel; Lebre, Victor; Robine, Jean-Marie: *Jeanne Calment: From Van Gogh's Time to Ours,* New York, 1998.

Arbel, Yaron: »When will we learn that smoking is bad?«, *Heart* 2017; 103(8).

Csíkszentmihályi, Mihály: *Das Flow-Erlebnis – Jenseits von Angst und Langeweile: im Tun aufgehen,* Stuttgart, 2000.

Csíkszentmihályi, Mihály: *Flow im Beruf: Das Geheimnis des Glücks am Arbeitsplatz,* Stuttgart, 2004.

Hayn, Doris: »Ernährungshandeln im Alltag«, *Ernährungsumschau* 2008; 6.

Kalisch, Raffael: *Der resiliente Mensch: Wie wir Krisen erleben und bewältigen,* Berlin, 2017.

Kast, Verena: *Sich einlassen und loslassen,* Freiburg, 2007.

Langer, Ellen: *Counterclockwise. Mindful Health and the Power of Possibility,* London, 2010.

Niemitz, Carsten: *Das Geheimnis des aufrechten Gangs: Unsere Evolution verlief anders,* München, 2004.

Nuber, Ursula: »Leben mit einer dicken Haut«, *Psychologie Heute* 7/2011.

Reich, John u. a. (Hrsg.): *Handbook of Adult Resilience,* New York/London, 2010.

Specht, Jule: *Charakterfrage: Wer wir sind und wie wir uns verändern,* Reinbek, 2018.

Spitzer, Manfred: »Schlau, verlässlich und – gesund! Psychologie und Lebenserwartung«, *Nervenheilkunde* 2009; 28.

Wilson, Eric G.: *Unglücklich glücklich,* Stuttgart, 2008.

Quellenhinweise

1 Erny, Daniel; Jakobsdóttir, Klara; Prinz, Marco: »Neuropathological Evaluation of a Vertebrate Brain Aged ~ 245 Years«, *Acta Neuropathologica* 2020; 132(14).

2 Clubb, Ros; Rowcliffe, Marcus; Lee, Phyllis et al.: »Compromised Survivorship in Zoo Elephants«, *Science* 2008; 322(590).

3 Bellis, Mark et al.: »Dying to Be Famous: Retrospective Cohort Study of Rock and Pop Star Mortality and its Association with Adverse Childhood Experiences«, *BMJ Open* 10/2012.

4 Robine, Jean-Marie; Forette, Bernard; Franceschi, Claudio u.a. (Hrsg.): *The Paradoxes of Longevity,* Berlin/Heidelberg, 1999.

5 Nusselder, Wilma; Valverde, José: »Impact of Individual Risk Factors on German Life Expectancy«, Studie Erasmus-Universitätsklinikum Rotterdam 2018.

6 Friedman, Howard S.; Tucker, Joan S.; Tomlinson-Keasey, Carol et al.: »Does Childhood Personality Predict Longevity?«, *J Pers Soc Psychol* 1993; 65.

7 Friedman, Howard S.; Martin, Leslie: *Die Long-Life-Formel,* Weinheim, 2012.

8 Weiss, Alexander; Costa, Paul Jr.: »Domain and Facet Personality Predictors of All-Cause Mortality among Medicare Patients Aged 65 to 100«, *Psychosom Med* 2005; 67(5).

9 Goodwin, Renee D.; Friedman, Howard S.: »Health Status and the Five-Factor Personality Traits in a Nationally Representative Sample«, *J Health Psychol* 2006; 11.

10 Schnell, Tatjana; Krampe, Henning: »Meaning in Life and Self-Control Buffer Stress in Times of COVID-19: Moderating and Mediating Effects With Regard to Mental Distress«, *Front Psychiatry* 2020; 11.

11 Ebrahim, Shah; Smith, George; May, Margaret et al.: »Shaving, Coronary Heart Disease and Stroke«, *Am J Epidemiology* 2003; 157(3).

12 Shen, Ke; Zeng, Yi: »The Association between Resilience and Survival among Chinese Elderly«, *Demographic Research* 2010; 23(5).

13 Zeng, Yi; Shen, Ke: »Resilience Significantly Contributes to Exceptional Longevity«, *Curr Gerontol Geriatr Res* 2010; Article ID 525693.

14 Feder, Adriana; Nestler, Eric; Charney, Dennis: »Psychobiology and Molecular Genetics of Resilience«, *Nat Rev Neuroscience* 2009; 10(6).

15 Tindle, Hilary et al.: »Optimism, Cynical Hostility, Incident Coronary Heart Disease and Mortality in the Women's Health Initiative«, *Circulation* 2009; 120(8).

16 Frey, Dieter: »To What Extent is the Recuperation Process of Accident Patients Dependent on Psychological Factors?« in: Montada, Leo u. a. (Hrsg.), *Life Crises and Experiences of Loss in Adulthood,* Hillsdale, 1992.

17 Sakurada, Kaori; Konta, Tsuneo; Watanabe, Masafumi et al.: »Associations of Frequency of Laughter with Risk of All-Cause Mortality and Cardiovascular Disease Incidence in a General Population: Findings from the Yamagata Study«, *J Epidemiol* 2020; 30(4).

18 Svebak, Sven; Romundstad, Solfrid; Holmen, Jostein: »A 7-Year Prospective Study of Sense of Humor and Mortality in an Adult County Population: The Hunt-2 Study«, *Int J Psychiatry Med* 2010; 40(2).

19 Lang, Frieder; Weiss, David; Gerstorf, Denis et al.: »Forecasting Life Satisfaction across Adulthood: Benefits of Seeing a Dark Future?«, *Psychology and Aging* 2013; 28(1).

20 Segerstrom, Suzanne: »How Does Optimism Suppress Immunity?«, *Health Psychol* 2006; 25(5).

21 Robins, Richard; John, Oliver: »Effects of Visual Perspective and Narcissism on Self-Perception: Is Seeing Believing?«, *Psychological Science* 1997; 8(1).

22 Ferrer, Rebecca; Klein, William; Zajac, Laura et al.: »Unrealistic Optimism is Associated with Subclinical Atherosclerosis«, *Health Psychology* 2012; 31(6).

23 Rose, Jason; Endo, Yumi et al.: »Cultural Differences in Unrealistic Optimism and Pessimism: The Role of Egocentrism and Direct versus Indirect Comparison Measures«, *Pers Soc Psychol Bull* 2008; 34(9).

24 Milhabet, I.; Verlhiac, J. F.: »Social Acceptance of Comparative Optimism and Realism«, *Psychol Rep* 2011; 109(2).

25 Mauss, Iris; Savino, Nicole; Anderson, Craig et al.: »The Pursuit of Happiness Can Be Lonely«, *Emotion* 2012; 12(5).

26 Schwabe, Lars; Wolf, Oliver: »Stress Prompts Habit Behavior in Humans«, *J Neurosci* 2009; 29(22).

27 Luy, Marc; Di Giulio, Paola; Di Lego, Vanessa et al.: »Life Expectancy: Frequently Used, but Hardly Understood«, *Gerontology* 2020; 66(1).

28 Luy, Marc: »Causes of Male Excess Mortality: Insights from Cloistered Populations«, *Population and Development Review* 2003; 29(4).

29 Allen, Jacob; Mailing, Lucy; Niemiro, Grace et al.: »Exercise Alters Gut Microbiota Composition and Function in Lean and Obese Humans«, *Med Sci Sports Exerc* 2018; 50(4).

30 Maass, Anne; Düzel, Sandra; Goerke, Monique et al.: »Vascular Hippocampal Plasticity after Aerobic Exercise in Older Adults«, *Mol Psychiatry* 2015; 20(5).

31 Moore, Steven; Lee, I-Min; Weiderpass, Elisabete et al.: »Leisure-Time Physical activity and Risk of 26 Types of Cancer in 1,44 Million Adults«, *JAMA Intern Med* 2016; 176(6).

32 Patel, Alpa et al.: »Leisure Time Spent Sitting in Relation to Total Mortality in a Prospective Cohort of US Adults«, *Am J Epidemiol* 2010; 172(4).

33 Taylor, Wendell: »Prolonged Sitting and the Risk of Cardiovascular Disease and Mortality«, *Curr Cardiovascular Risk Rep* 2011; 5(4).

34 Katzmarzyk, Peter; Lee, I-Min: »Sedentary Behaviour and Life Expectancy in the USA: a Cause-Deleted life Table Analysis«, *BMJ Open* 2012; 2(4).

35 Katzmarzyk, Peter; Church, Timothy; Craig, Cora et al.: »Sitting Time and Mortality from All Causes, Cardiovascular Disease and Cancer«, *Med Sci Sports Exerc* 2009; 41(5).

36 Saint-Maurice, Pedro; Troiano, Richard; Bassett, David Jr. et al.: »Association of Daily Step Count and Step Intensity with Mortality among US Adults«, *JAMA* 2020; 323(12).

37 Wen, Chi Pang; Wai, Jackson Pui Man; Tsai, Min Kuang et al.: »Minimum Amount of Physical Activity for Reduced Mortality and Extended Life Expectancy: a Prospective Cohort Study«, *Lancet* 2011; 378(9798).

38 Healy, Genevieve; Winkler, Elisabeth; Owen, Neville et al.: »Replacing Sitting Time with Standing or Stepping: Associations with Cardio-Metabolic Risk Biomarkers«, *Europ Heart Journal* 2015; 36(39).

39 Mattison, Julie; Weindruch, Richard; Beasley, T. Mark et al.: »Caloric Restriction Improves Health and Survival of Rhesus Monkeys«, *Nature Communications* 2017; 8(1).

40 Elmadfa, Ibrahim; Leitzmann, Claus: *Ernährung des Menschen,* Stuttgart 2019.

41 Orlich, Michael; Singh, Pramil; Sabaté, Joan et al.: »Vegetarian Dietary Patterns and Mortality in Adventist Health Study 2«, *JAMA Intern Med* 2013; 173(13).

42 Burr, M. L.; Fehily, A. M.; Gilbert, J. F. et al.: »Effects of Changes in Fat, Fish and Fibre Intakes on Death and Myocardial Reinfarction: Diet and Reinfarction trial (DART)«, *Lancet* 1989; 30(2).

43 Yang, Quanhe; Zhang, Zefeng; Gregg, Edward et al.: »Added Sugar Intake and Cardiovascular Diseases Mortality Among US Adults«, *JAMA Intern Med* 2014; 174(4).

44 Siri-Tarino, Patty; Krauss, Ronald: »Diet, Lipids and Cardiovascular Disease«, *Curr Opin Lipidol* 2016; 27(4).

45 Van Dam, Rob; Seidell, Jaap: »Carbohydrate Intake and Obesity«, *Eur J Clin Nutr* 2007; 61.

46 Sonestedt, Emily et al.: »High Disaccharide Intake Associates with Atherogenic Lipoprotein Profile«, *Br J Nutr* 2012; 107(7).

47 Hue, Olivier; Marcotte, Julie; Berrigan, Félix et al.: »Increased Plasma Levels of Toxic Pollutants Accompanying Weight Loss Induced by Hypocaloric Diet or by Bariatric Surgery«, *Obesity Surgery* 2006; 16(9).

48 Lee, Duk-Hee; Jacobs, David; Lind, Lars et al.: »Lipophilic Environmental Chemical Mixtures Released During Weight-Loss: The Need to Consider Dynamics«, *BioEssays* 2020; 42(6).

49 Shade, Erin; Ulrich, Cornelia; Wener, Mark et al.: »Frequent Intentional Weight Loss Is Associated with Lower Natural Killer Cell Cytotoxicity in Postmenopausal Women: Possible Long-Term Immune Effects«, *J Am Diet Assoc* 2004; 104(6).

50 Sørensen, Thorkild; Rissanen, Aila; Korkeila, Maarit et al.: »Intention to Lose Weight, Weight Changes, and 18-y Mortality in Overweight Individuals without Co-Morbidities«, *PLoS Med* 2005; 2(6).

51 Bjelakovic, Goran et al.: »Antioxidant Supplements to Prevent Mortality«, *JAMA* 2013; 310(11).

52 Omenn, Gilbert; Goodman, Gary; Thornquist, Mark et al.: »Effects of a Combination of Beta Carotene and Vitamin A on Lung Cancer and Cardiovascular Disease«, *New England Journal of Medicine* 1996; 334(18).

53 Boffetta, Paolo; Couto, Elisabeth; Wichmann, Janine et al.: »Fruit and Vegetable Intake and Overall Cancer Risk in the European Prospective Investigation Into Cancer and Nutrition (EPIC)«, *J National Cancer Inst* 2010; 102(8).

54 Specht, Jule; Luhmann, Maike; Geiser, Christian: »On the Consistency of Personality Types across Adulthood: Latent Profile Analyses in Two Large-Scale Panel Studies«, *J Pers Soc Psychol* 2014; 107(3).

55 Langer, Ellen; Rodin, Judith: »The Effects of Choice and Enhanced Personal Responsibility for the Aged: A Field Experiment in an Institutional Setting«, *J Pers Soc Psychol* 1976; 34(2).

Über den Autor

Dr. Jörg Conradi ist Biologe und stöbert schon seit etwa 20 Jahren in den Schätzen der Volksmedizin. Ein Schwerpunkt liegt dabei auf den Heilslehren des Orients. Dr. Conradi ist Verfasser zahlreicher Pflanzenbiographien und Hausmittelbücher, die teilweise in mehrere Sprachen übersetzt wurden.

Bildnachweis

Shutterstock:

Martin Prochazkacz S. 10 / Dmitrii Kash S. 12 / Eric Isselee S. 13 / Dotted Yeti S. 14 / matrioshka S. 22 / Prachaya Roekdeethaweesab S. 23 / Naci Yavuz S. 30 / RitchardD S. 37 / Inspiring S. 48, 49 / Dave Primov S. 51 / LedyX S. 52 / Ekaterina Markelova S. 54 / VectorPot S. 59 / Pressmaster S. 60 / LanKogal S. 65 / Andrey_Popov S. 68 / ivector S. 79 / Alice Vacca S. 80 / fizkes S. 88 / Zastolskiy Victor S. 94 / Dean Drobot S. 96 / Syda Productions S. 97 / NotionPic S. 99 / G.MARTYSHEVA S. 105 / Everett Collection S. 112 / Michelle Baumbach S. 123 / Sandor Szmutko S. 126 / Photographee.eu S. 130 / Peter Austin S. 142 / Don Mammoser S. 144 / everst S. 146 / stockphoto-graf S. 158 / Colin Burdett S. 165 / SOMRERK WITTHAYANANT S. 170 / AlessandroBiascioli S. 182 / encierro S. 186

Adobe Stock:

De Visu S. 6 / Steven S. 9 / Eric Isselée S. 16 / cheekylorns S. 17 / Hein S. 19 / Sergey Kohl S. 24 / alinaosadchenko S. 26 / Dugwy S. 28 / StockVector S. 31 / driesen-verlag.de S. 32 / Leigh Prather S. 36 / vetre S. 39 / olezzo S. 41 / Leonid Andronov S. 46 / Anusorn S. 53 / lakeemotion S. 55 / Pixelbliss S. 58 / Prostock-studio S. 63 / ivector S. 64, 85, 125, 154 / AVAVA S. 67 / John Smith S. 69 / wutzkoh S. 71 / LIGHTFIELD STUDIOS S. 73 / Alessandro Biascioli

S. 74 / VadimGuzhva S. 75 / NDABCREATIVITY S. 76 / Tiko S. 78 / deniskomarov S. 81 / olly S. 82 / lassedesignen S. 84 / Maridav S. 86 / Marty Kropp S. 87 / detailblick-foto S. 89 / contrastwerkstatt S. 91 / artiflow S. 100 / Pixel-Shot S. 102 / mast3r S. 104 / daboost S. 106 / Laure F S. 107 / kieferpix S. 109 / by-studio S. 110 / dmitrimaruta S. 111 / adragan S. 111 / artbesouro S. 114, 115 / BillionPhotos.com S. 116 / picsfive S. 117 / shurkin_son S. 118 / Morphart S. 121/ Lukas S. 124 / BestForYou S. 128 / Mladen S. 129 / Martinan S. 132 / RioPatuca Images S. 134 / Kzenon S. 137 / pylypchuk25 S. 139 / katarinalas S. 141 / Yingko S. 147 / Mara Zemgaliete S. 148 / 26max S. 149 / Наталья Майорова S. 150 / New Africa S. 151 / Drobot Dean S. 152, 167 / M.studio S. 153 / 6okean S. 155/ emuck S. 156 / MicroOne S. 157, 174 / Syda Productions S. 159 / kei907 S. 160 / peterschreiber.media S. 162 / grivina S. 163 / fox17 S. 164 / Thomas Lauridsen S. 166 / JPC-PROD S. 167 / Rawpixel.com S. 173 / cristinn S. 174 / Halfpoint S. 176 / Gorodenkoff S. 177 / contrastwerkstatt S. 178 / deagreez S. 180 / PureSolution S. 181 / TanyaJoy S. 183 / junce11 S. 184 / michaklootwijk S. 185 / Teodor Lazarev S. 188 / Zdenek Sasek S. 192 / SpicyTruffel S. 192 / Halfpoint S. 193 / Cristina Conti S. 195

Wikipedia:
Revista Vea y Lea S. 20 / Gemeinfrei S. 27, S. 38, S. 40, S. 45 / itv.com S.42 / Wegmann, Ludwig S. 56

Pixabay:
Gemeinfrei S. 34